Docteur Joseph FIL
Elève de l'Ecole du Service de Santé Militaire

La Radiumthérapie dans le Cancer du Pharynx Moyen et de l'Hypopharynx

TOULOUSE
E.-H. GUITARD, Libraire-Editeur
Ancienne Librairie Marqueste
1920

Docteur Joseph FIL
Élève de l'École du Service d. Santé Militaire

La Radiumthérapie dans le Cancer du Pharynx Moyen et de l'Hypopharynx

TOULOUSE
E.-H. GUITARD, Libraire-Éditeur
Ancienne librairie Marqueste
1920

À la Mémoire de

MON PÈRE et de MA MÈRE

Pieux souvenir.

A MA SECONDE MÈRE

Madame Etienne FIL

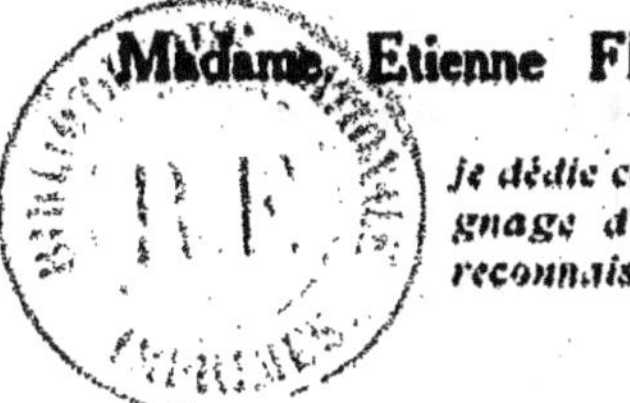

Je dédie cette thèse, faible témoignage d'affection filiale et de reconnaissance infinie.

A MA TANTE ET A MON ONCLE

Le Docteur Louis VALETTE

Chevalier de la Légion d'Honneur

A TOUS MES PARENTS ET AMIS

A la glorieuse Mémoire de mon meilleur ami

Fernand BANQUART

mort pour la France à l'âge de 20 ans

et

de tous mes Camarades de Collège, du 366me Régiment

d'Infanterie et de l'École du Service de Santé Militaire.

A mon Président de Thèse

Monsieur le Professeur LANNOIS

Officier de la Légion d'Honneur

Il nous a fait le très grand honneur d'accepter la présidence de notre thèse, qu'il reçoive ici l'assurance de notre vive gratitude.

A Monsieur le Docteur SARGNON

conseiller si bienveillant,
Hommages respectueux.

A MES JUGES

A Monsieur le Médecin-Inspecteur ECOT

Officier de la Légion d'Honneur

Directeur de l'École du Service de Santé Militaire

A TOUS MES MAITRES

de la Faculté de Médecine de Lyon

et de l'École du Service de Santé Militaire

AVANT-PROPOS

Avant d'aborder ce travail, qui constitue le couronnement de mes études médicales, il est pour moi un devoir : celui de réunir dans un même sentiment de gratitude tous ceux qui, à des titres divers, mais aussi précieux, m'ont entouré, jusqu'à ce jour, de leur affection et de leur sympathie.

Cette tâche, je la remplirais aujourd'hui avec joie, si un souvenir douloureux ne ravivait pas dans mon cœur une profonde tristesse et si ma pensée n'allait pas, une fois de plus, vers ceux qui me furent les plus chers et que j'ai perdus : mon père et ma mère.

Je n'ai jamais connu l'amour de ma mère, mais quelques années plus tard je n'appréciais que trop, en la perdant, toute la grandeur et toute l'étendue de l'affection paternelle. Le souvenir de mon père, qui fut pour moi un exemple de travail et d'honnêteté, dont l'esprit n'avait qu'une pensée et le cœur une seule affection : sa famille, renait plus que jamais dans ma mémoire, et c'est avec bonheur et tristesse, à la fois, que je l'invoque aujourd'hui, dans un même sentiment d'amour et de reconnaissance infinie.

Ce devoir rempli, il m'en reste un autre qui m'est aussi cher et aussi précieux. Car si je fus cruellement frappé dans mes jeunes années, je fus toujours affectueusement consolé par une main pleine de tendresse et de dévouement. Que Mme Etienne Fil, dont je ne puis invoquer le nom sans invoquer celui d'une mère, qui m'a toujours entouré d'une si tendre et si indulgente sollicitude, et qui, dans les jours heureux de sa vie, comme dans les heures les plus cruelles, m'a sans cesse couvert de son âme; dont la tendresse éclairée, les sages conseils et l'affection ont fait de moi ce que je suis, soit assurée de ma reconnaissance, sans borne et de mon inaltérable affection.

En remerciement de tous les bienfaits dont elle m'a comblé, en consolation de toutes les peines que je lui ai occasionnées depuis mon enfance, et pour l'assurer que tous ses efforts ont porté leur fruit, en lui offrant ce qu'il y a de meilleur dans mon cœur, je lui dédie cette thèse qui est la sienne, car selon la pensée de Spinosa : « Chez tout individu, à l'hérédité naturelle, se surajoutent l'hérédité de l'âme et l'empreinte du cœur; ainsi, tout homme qui est un peu du passé, devient le reflet du présent qui éclaire et qui façonne l'ouvrier de l'avenir. »

A côté de ma mère, que mon oncle et ma tante trouvent aussi, dans ces quelques mots, l'assurance de mon affection et de ma gratitude.

Ce n'est pas non plus sans émotion que ma pensée reconnaissante s'en va vers mes premiers professeurs du collège de Gimont, principalement vers M. le chanoine Mulé et M. l'abbé Pourquery qui furent pour moi, non seulement des maîtres dévoués mais des amis. A eux qui m'ont toujours témoigné une si paternelle amitié, qui ont eu la tâche la plus ingrate, mais non moins la plus belle, j'adresse tout le témoignage de ma respectueuse sympathie.

Mon admiration et ma reconnaissance resteront encore à mes maîtres de la Faculté de Médecine de Lyon et de l'Ecole du Service de Santé militaire; profitant de leur remarquable enseignement, j'ai pu comprendre, par leurs doctrines, toute la grandeur de la carrière médicale : carrière belle entre toutes, car elle satisfait les besoins de l'esprit et du cœur. C'est à ces maîtres érudits que je dois la dernière empreinte, la plus belle de mon éducation; à ce double titre, ils ont droit à toute ma reconnaissance d'homme et de médecin.

Enfin, une dernière fois avant de quitter cette Faculté, qu'il soit permis à ma pensée de retrouver pour les aimer davantage ceux de nos camarades tombés dans la mêlée pour accomplir, tout jeunes encore, et au milieu de tant de souffrances, la tâche sacrée de celui qui panse et qui console; et dans mon cœur rempli d'une douloureuse affection renaît le souvenir de mon meilleur ami : Fernand Banquart, du 366e régiment d'infanterie, mort pour la France, à qui, après quatre années de lutte, ne fut pas épargné la plus cruelle épreuve : celle d'entrevoir la victoire, et de mourir à l'aurore de la Paix.

Puisse le souvenir de ces héros de vingt ans qui, avec la foi la plus ardente et la plus pure abnégation, offrirent à notre pays leur jeunesse et les plus belles espérances nous rester comme un force, pour agir avec plus de conscience, dans l'avenir meilleur qu'ils ont essayé de nous créer ! Et c'est pourquoi, gardien respectueux de leurs sacrifices, mais n'essayant pas en vain de pénétrer la destinée, ma pensée reste-t-elle fidèle à cette profonde parole du philosophe Kant, que je me rappelle avoir traité bien simplement dans mes dissertations de collège et qui devient ma profession de foi en rentrant, aujourd'hui, dans la carrière médicale : « ... Deux choses remplissent l'âme d'une admiration et d'un respect toujours renaissants et qui s'accroissent à mesure que la pensée y revient plus souvent et s'y applique davantage : le ciel étoilé au-dessus nous et la loi morale au-dedans de nos cœurs. »

INTRODUCTION

La thèse que nous soutenons aujourd'hui a simplement pour but, après avoir montré les faibles ressources que nous offre la chirurgie dans le traitement du cancer du pharynx, de mettre en évidence les résultats parfois plus heureux de la radiumthérapie.

Est-ce à dire qu'elle apporte à tous les malades atteints de néoplasmes une guérison certaine, totale et définitive ? Pour l'instant, non; mais de toutes les méthodes actuelles, c'est celle qui fournit le maximum de soulagement et de survie et qui permet les plus belles espérances.

En oto-rhino-laryngologie, la première application de radium a généralement, dans les tumeurs, des effets immédiats, inespérés, « miraculeux »; on voit, dans quelques jours, fondre des néoplasmes volumineux, ne laissant aucune trace, même locale; malheureusement les effets lointains sont moins séduisants et, comme par le passé, nous retrouvons des récidives, des métastoses désastreuses.

Rappelons, à ce propos, cette parole que M. le professeur Durand écrivait dans *Le Lyon Médical* du 10 septembre 1920 : « Beaucoup de cancers inopérables sont aujourd'hui traités par le radium : mauvais terrain, dans lequel les espérances, est-il besoin de le dire, seront assez rarement réalisées. On ne doit pas attendre du radium des guérisons miraculeuses et il faut savoir borner nos désirs aux seules guérisons que la logique clinique permet de prévoir ».

Et encore, selon la nature de la tumeur, le radium a-t-il des effets bien différents :en général, plus un néoplasme est atypique, plus sa sensibilité aux radiations est grande et ceci est vrai pour les épithéliomas comme pour les sarcomes (Wickam et Degrais).

La réceptivité des tissus au rayonnement est d'autant plus grande qu'ils se rapprochent de l'état embryonnaire. (Bergonié et Tribondeau).

De plus, M. le professeur Lannois et M. le docteur Sargnon insistent toujours et encore dans *Le Lyon Médical* du 10 octobre 1920, pour bien différencier les sarcomes des épithéliomas. Ils écrivent : « En ce qui concerne la nature des tumeurs à irradier, nous pensons qu'il faut conserver, en oto-rhino-laryngologie, la distinction entre les tumeurs sarcomateuses et les tumeurs épithéliomateuses, car les premières guérissent souvent d'une façon rapide et durable, tandis qu'avec les secondes les résultats seront moins favorables. »

Dans les épithéliomas eux-mêmes, M. le professeur Nogier fait des distinctions : « Si l'épithélioma, dit-il, est baso-cellulaire, serait-il même étendu, anfractueux, il guérira vite et bien et ne récidivera pas. Si l'épithélioma est spino-cellulaire, serait-il même très petit, il ne tardera pas, après une période de réduction, à reprendre sa marche envahissante, la guérison définitive ne pourra être obtenue ».

Dans tous les cas, on aura la consolation d'avoir apporté au malade, par une méthode simple et en lui évitant les mutilations des grands procédés chirurgicaux, un plus grand bien-être et une plus longue durée.
Avouons cependant que les applications de radium qui, en oto-rhino-laryngologie, sont souvent remarquablement bénignes, ne sont pas exemptes de défaut : elles peuvent donner une élévation de température dépassant 39°; si elles ne paraissent pas favoriser les métastases à distance, nous ne saurions en dire autant de l'engorgement des ganglions de voisinage qui est, en somme, assez fréquent au moment même où la tumeur attaquée paraît guérie. On provoque encore certains accidents locaux qui consistent en brûlures plus ou moins étendues, rougeur érysipélateuse, gêne de la déglutition précoce ou tardive avec brûlures des piliers, de la luette, de la base de la langue, parfois sphacèle, notamment au larynx (il peut se faire des éliminations du thyroïde et du cricoïde !)

Nous avouerons encore que si les résultats sont parfois moins brillants que nos désirs, les principales causes se résument dans l'inexpérience que nous avons de certaines méthodes : application de doses massives (il n'existe pas en France des stocks de radium comme en Amérique); application de l' « émanation », mieux connue aux Etats-Unis et en Angleterre que chez nous. Tous ces efforts ont, d'ailleurs, leur récompense dans les résultats vraiment encourageants obtenus ces dernières années ! Pour la spécialité d'otho-rhino-laryngologie, déjà le 13 mai 1919, M. le professeur Lannois, les docteurs Sargnon et Mme Moutet faisaient une communication à l'Académie de Médecine de quarante-trois cas. En 1920, un grand pas a été fait et pour en constater les résultats nous renvoyons au rapport présenté à la Société française d'oto-rhino-laryngologie le 10 mai 1920, par MM. Lannois et Sargnon.

Pour les cas qui rentrent dans le cadre de notre thèse disons que les tumeurs de l'amygdale qui sont souvent des sarcomes, des fibro-lympho-sarcomes ont donné la plus forte proportion de résultats favorables définitifs ou transitoires. Nous avons des guérisons qui datent d'un an, dix-huit mois, près de quatre ans. Les épithéliomas de ces mêmes régions, ceux de l'hypopharynx en particulier, nous ont donné, à plusieurs reprises, d'impressionnantes améliorations de plusieurs mois de durée, mais ils sont sujets à la repullulation sur place : l'application de radium ne peut être considérée ici que comme palliatif.

Ces résultats heureux sont encore plus brillants si on songe que la radiumthérapie n'est encore qu'à ses débuts; on pourra utiliser peut-être, dans l'avenir, d'autres substances des différents métaux de la famille de l'uranium, de l'actinium, du thorium. Les méthodes d'application se perfectionnent et surtout, comme le demande Regaud, on précisera la connaissance de la radio-sensibilité comparée des tumeurs malignes. Le champ est vaste !... et rempli d'espérances, mais gardons-nous cependant de trop d'optimisme, surtout dans cette guérison des tumeurs, car comme le disent Wicka et Degrais : « En matière de cancer, qui prête si facilement aux illusions, quand il s'agit d'une thérapeutique nouvelle, on ne saurait trop insister sur les réserves inspirées par un bon esprit scientifique ».

CHAPITRE PREMIER

LA RADIUMTHÉRAPIE DANS LES TUMEURS DU PHARYNX MOYEN ET DE L'HYPOPHARYNX

ÉTUDE HISTORIQUE

Une étude historique complète a été faite et présentée à la Société d'oto-rhino-laryngologie au Congrès du 10 mai 1920, par MM. les docteurs Lannois et Sargnon. Nous ne retiendrons, pour notre part, que les cas ayant trait à notre sujet, en signalant toutefois que c'est, semble-t-il, en 1904, que le radium a été utilisé pour la première fois en oto-rhino-laryngologie, par Delsaux (rapport à la Société française d'otologie).

En 1905. Abbé s'est beaucoup occupé du radium dans les tumeurs (Soc. Prat. de New-York, 2 avril 1915). Perugia (*Anal. in Arch.* de Chauveau, mars-avril 1905), signale un cas de carcinome du palais osseux guéri par le radium.

C'est surtout Ferreri qui (XIe Congrès Soc. ital. de laryngologie, 1907) étudie la valeur curative du radium sur le lupus du nez, les rhinites, les ulcères perforants les lésions syphilitiques ou cancéreuses des *amygdales*. Pour la première fois, le radium est porté dans la cavité laryngée au moyen d'un porte-coton muni d'un pas de vis auquel on a adapté le tube contenant du radium; il fait des séances courtes, fréquentes, 200 minutes en 18 séances, puis 212 minutes en 13 séances répétées jusqu'à quatre fois par jour. Bien que quinze jours après l'espace respiratoire fut nettement accru, il émet des doutes sur la curabilité du cancer par le radium. Il ne dit rien ni du sel de radium utilisé, ni de sa quantité.

Freudenthal (Ac. de Méd. de New-York, 1907), rapporte un cas de sarcome de l'amygdale et de la base de la langue traité par le radium avec guérison persistant quatre mois après.

En 1908, Nicolaï (Arch. ital. di Otologia, juillet 1908) a traité des lupus, du rhinosclérome; de la tuberculose de la lèpre, du cancer du larynx, *du sarcome pharyngé*, 20 cas en tout. Il préfère cependant les rayons X au radium, qui reste cependant seul applicable aux régions profondes.

En Amérique, le radium et le mésothorium font l'objet d'assez nombreux travaux, entre autres Le Chesney (New-York, *Med. Journ.*, sept. 1909), qui s'occupe surtout de la tuberculose du larynx et des tumeurs de la base de la langue.

Font de Boter (*Rev. Barcel. des mal. de l'oreille*, mars 1909) a traité un fibro-sarcome des deux fosses nasales du cavum et de l'*amygdale*, d'abord par 30 séances, 2 centigrammes de sulfate de radium, puis par application, toutes les nuits, d'une toile radio-active dans la fosse nasale : amélioration sensible, mais mort d'accidents centraux par propagation.

En 1911, Sc. Spicer (Soc. Royale de Méd., janvier 1911) parle aussi d'amélioration dans les tumeurs malignes du pharynx et Gay-French (Soc. loc., mars 1911) rapporte un cas d'entothéliome du palais presque guéri.

Freudenthal (Arch. für laryngol. Bd XXV), emploie du radium surtout pour les récidives post-opératoires; dans des cas d'épithélioma et sarcome à cellules rondes de l'amygdale, il obtient une guérison apparente de plusieurs mois.

Wickam et Degrais (*Radiumthérapie*, Paris, 1912), disent avoir guéri 13 cas d'angiomes du nez et de l'oreille. Ils rapportent un cas de cancer du larynx traité par trachéotomie. Il prétend qu'on obtient seulement de courtes rémissions pour les cancers épithéliens de la gorge et du pharynx, des rémissions plus durables pour les amygdales.

Notons que dans leur rapport sur le traitement chirurgical du pharynx par voie buccale, Durand et Gault (Soc. Franc. d'oto-rhino-laryng., mai 1912), parlent du traitement radiothérapique, mais pas du radium.

Koeffler (Monatf. f. Ohrenheilk, 1913) donne des résultats de la radiumthérapie à la clinique d'oto-rhino-laryngologie de Vienne jusqu'à la fin de 1913 (nombreux cas de tumeurs du nez, de la langue, des amygdales), dans l'ensemble ils sont satisfaisants.

En 1914, *Bayet* cite une tumeur de l'amygdale guérie par le radium (*Ann. des mal. de l'oreille*, 1914) et publie un travail sur la limitation actuelle de la radiumthérapie.

En 1916, Routier et Dominici (Ac. de Méd., 1916) ont

traité une tumeur de l'amygdale, du volume d'une mandarine, par incision rétro-maxillaire, ablation ganglionnaire, introduction de dehors en dedans de deux tubes de radium laissés 48 heures, disparition de la tumeur en 15 jours; guérison se maintenant 1 an après; il s'agissait d'un lympho-sarcome. Dans la discussion, Kermisson, sans méconnaître les bons résultats du radium, met en garde contre les métastases et Schwartz cite trois cas de même ordre.

Lannois et Sargnon (Soc. Méd. Mil. de la XIVe Région, in *Lyon Médical*, septembre 1916), rapportent trois observations de tumeurs de l'amygdale qui disparaissait par la radiumthérapie.

Lannois et Mme Moutet publient deux nouveaux cas de néoplasmes amygdaliens et un de néoplasme du maxillaire supérieur traités par le radium (*Lyon Médical*, nov. et déc. 1917). Barbier, dans une thèse (Lyon, 1917), inspirée d'après ces travaux, conclut à des succès rapides dans les tumeurs de l'amygdale à forme sarcomateuse et lymphosarcomateuse : la radiothérapie peut être utilement associée à la radiumthérapie quand il y a des ganglions.

En 1918, B. Delavan (Assoc. Amer. de laryng. 1918) donne une statist[illegible] très importante. Sur 180 cas, il enregistre 22 gu[illegible]ons, 80 améliorations; 78 insuccès; dans le nombr[illegible], il cite 26 tumeurs de l'amygdale, 5 guérisons, 15 améliorations, 6 insuccès; 50 tumeurs de la langue, 2 guérisons, 24 améliorations, 24 insuccès, etc., etc.

Lannois, Sargnon, M[me] le D[r] Moutet continuent leurs présentations de malades à la Société Médico-militaire, (tumeurs de l'amygdale) de la XIVe région (*Lyon Médical*, oct. et nov. 1918).

En 1919, les travaux se multiplient; parmi les articles généraux, nous retiendrons d'abord la leçon clinique de Delbet sur le cancer et les états précancéreux (*Le Concours méd.*, sept. 1919).

Reprenant et précisant les idées de Wickam et Degrais, il insiste sur la différence de réaction au radium des épithéliomas baso et spino-cellulaires; ces derniers sont peu impressionnés par le radium, le cancer de la langue, par exemple, tandis que le cancer de l'utérus, habituellement baso-cellulaire est très modifié.

A *Rochester*, chez les *frères Mayo*, qui disposent de 1 gr. de radium-élément., la Dr Nevo (*The Journ. of Amer. Med. Assoc.*, oct. 1918) a traité, en deux ans, 211 cas de néoplasmes du nez, de la gorge et de la bouche avec les plus beaux résultats.

Lannois, Sargnon et Mme Moutet (Ac. de Méd., 13 mai 1919) ont basé leur communication sur 43 cas dont : 16 tumeurs de l'amygdale, 6 du nez et des sinus, 4 du naso-pharynx, 3 de l'oreille, 14 du larynx. D'une façon générale, les tumeurs malignes non épithéliomateuses sont très améliorées, guérissent souvent sous l'influence du radium, mais leurs résultats sont moins bons dans l'épithélioma, surtout retrodermique à globe corné; c'est pour le larynx que la radiumthérapie donne le moins de résultats.

Castex (Soc. de Méd. de Paris, 14 nov. 1919) rapporte 20 cas de tumeurs des fosses nasales, pharynx, larynx, œsophage. Les résultats sont moins bons pour les épithéliomes du larynx et de la langue. Le radium est indiqué pour les tumeurs inopérables, pour réduire la tumeur avant opération, pour prévenir les récidives après opération. Les résultats sont surtout encourageants pour le voile, les amygdales, les sinus; en somme, c'est un agent thérapeutique très utile.

Bayet (*Le Scalpel*, nov. 1919), insiste pour le radium entre autres dans l'amygdale, région rétro-pharyngée.

Mac Coy (*The laryngologie*, juillet 1919) rapporte 5 cas de tumeurs de l'amygdale; il préconise les injections de radium pour diminuer la malignité des tumeurs et rendre possible l'opération par voie externe.

En 1920, M. Lannois et Sargnon terminent leur historique en citant le cas Claoué (*Gaz. hebd. des sciences méd. de Bordeaux*, 11 janv. 1920), épithélioma intranasal traité par exérèse chirurgical et application pendant 70 heures de $RaBr^2 + aH^2O$, après plus de douze mois pas de récidive apparente. Ils notent enfin les deux mémoires de haute importance de Regaud. Dans le premier (*Paris Méd.*, 17 janvier 1920) il étudie la loi des distances et l'utilité des feux croisés; dans le deuxième (*Paris Méd.*, 7 fév. 1920), Regaud donne des détails précis sur l'appareillage de la radiumpuncture et l'émanation.

Pour compléter l'étude sur la radiumthérapie, citons pour l'année 1920 :

Dufour-Mentel, Le traitement du cancer de l'œsophage par le radium (*Paris Médical*, fév. 1920). Dans la *Presse Médicale* du *4 avril 1920*, on trouvera également un compte rendu et une discussion sur la radiumthérapie du Congrès international d'oto-rhino-laryngologie.

Le 24 avril 1920, dans le *Paris Médical*, le Dr Guilbert étudie : « De l'action combinée des injections de merothorium et de la radiothérapie ».

Le 8 mai 1920 (*Paris Médical*), docteur Jean Guisez : « Du traitement du cancer de l'œsophage et du larynx par les applications locales de radium ».

Le *10 mai 1920*. Rapport au Congrès d'oto-rhino-laryngologie par MM. les docteurs Lannois et Sargnon sur « La radiumthérapie dans les tumeurs en oto-rhino-laryngologie ».

Mai 1920. Regaud et Ferroux, dans le *Journal de radiologie* (tome VI, n° 5) : « Constitution rationnelle des tubes-éléments de radium adoptés aux exigences nouvelles de la radiumthérapie.

Société française de laryngologie : *Sargnon* : « Contribution à l'étude de la radiumthérapie dans le cancer de l'œsophage. Étude historique et clinique, 22.

29 mai 1920 : *Trétop d'Anvers*, dans la *Presse Médicale* : « Tumeurs laryngo-œsophagiennes guéries par la radiothérapie ».

Juin 1920 (Congrès de Londres de Médecine) : *Cumberbatch* : « Diathermie, cauterization in the treatement of inopérable Growts of the mouth-tongue-pharynx... »

Harward Pench : Radium treatement of inopérable Growts of the mouth-pharynx et œsophage.

Juillet 1920 (*Revue radiologique*), l'article de Regaud est à signaler.

(*Journal de radiologie et électrologie*, tome IV, n° 7), article Nogier : « Résultats éloignés du traitement par le radium d'un cancer du col utérin).

Juillet 1920. Lannois et Sargnon : « Communication

au Congrès belge : Les moyens pratiques d'application du radium en oto-rhino-laryngologie ».

22 juillet 1920. Ve Congrès international de chirurgie : « Exposé et discussion des rapports de *Minoï* de Rome; Greenough de Boston; Regaud de Paris, sur le traitement des tumeurs par le radium ».

11-12 septembre 1920. Congrès de plynothérapie d'Anvers (in *Presse Médicale*, 19 septembre 1920), Société belge de radiologie : communication de de Backer de Gand : « Technique chirurgicale et radiumthérapie des néoplasmes ».

Presse Médicale du 4 septembre 1920. Turner, d'Edimbourg, dans le *Journal of laryngologie* de février 1920, n° 2 : « Carcinome de la région rétro-cricohyoïdienne (portions laryngées du pharynx et de l'extrémité supérieure de l'œsophage) ».

10 septembre 1920. Lyon Médical : « La radiumthérapie en général », par M. le docteur Durand.

10 octobre 1920 (*Lyon Médical*) : « La radiumthérapie dans les tumeurs en oto-rhino-laryngologie, par MM. Lannois et Sargnon (résumé de leur rapport).

Presse Médicale octobre 1920 : Journal de radiologie, tome IV, n° 4, 1920 : *Bordier* : « Effet de la radiothérapie dans la lymphoadénome ».

Revue scientifique, *23 octobre 1920* : « Les radios-éléments et leurs applications », par Mme Curie.

Enfin, à Bordeaux (1920) une thèse du docteur A. Robert, sur le « Radium, rayons X, et sarcomes » vient de paraître; l'auteur rapporte 4 observations de sarcomes de l'amygdale (service du docteur Moure), traités par le radium et les rayons X, et guérisons.

Ces guérisons ne datent encore que de 6 mois.

CHAPITRE II

I. Principes généraux d'application du radium en oto-rhino-laryngologie

II. Manuel opératoire au pharynx moyen

I

Nous serons brefs sur ce point, les méthodes d'application sont assez spéciales pour chaque région en oto-rhino-laryngologie et MM. les docteurs Lannois et Sargnon ont exposé la question dans leur rapport présenté à la Société française d'oto-rhino-laryngologie, le 10 mai 1920, et dans le *Lyon Médical* du 10 octobre de cette année.

Comme principes généraux, disons qu'il faudra éviter autant que possible l'application du radium en surface, pour éviter la perte de rayons, les brûlures voisines et les coups de fouet dont parle Regaud. Il faudra placer le tube de radium de préférence en profondeur, au centre de la tumeur et obtenir un filtrage convenable.

Pour appliquer le tube en oto-rhino-laryngologie, nous avons une série de procédés : tout d'abord, les appareils divers qui permettront de fixer le tube et de le porter à l'endroit voulu; 2° le procédé du fil et du caoutchouc sans fin; 3° le procédé de la suture; 4° des procédés dits mixtes, combinaisons du fil sans fin et de la suture.

1° *Appareils.* — Les appareils utilisés surtout pour les sels collés ont été employés quelquefois pour les tubes; signalons, entre autres, le porte-radium intra-buccal de Bottey, qui prend point d'appui sur le fond, les tubes à intubation radifère pour le larynx. Ce sont aussi des tiges graduées pour l'œsophage (Bottey). Rappelons les multiples appareils dentaires porte-radium utilisés pour la cavité buccale. M. Garel a employé cette méthode. Le docteur Pont, à Lyon, dans un cas, nous a construit une collerette métallique péri-dentaire munie d'un porte-radium pour une néo de la gouttière pharyngo-laryngée. Barcat, Wickam et Degrais entre autres ont utilisé des sondes métalliques pour porter le radium dans le larynx. En somme, ces multiples appareils et d'autres encore que nous ne signalons pas ici servent à des applications en surface; ils sont de construction pas toujours facile, se déplacent parfois; nous les considérons, d'une façon générale, comme une méthode d'exception.

2° *Méthode du fil et du caoutchouc sans fin.* — C'est l'application, pour le radium, du procédé de fil sans fin, utilisé depuis longtemps déjà, surtout pour la dilatation des sténoses de l'œsophage et du larynx, méthode dont Sargnon s'est beaucoup occupé et qui a donné de bons résultats. Nous l'avons beaucoup utilisée comme fixation du tube de radium, soit dans les procédés trans-tumoraux, soit en surface, quand la transfixion de la tumeur est impossible. Il s'applique par les voies naturelles seules; par exemple, c'est le fil sans fin bucco-nasal, soit par les voies naturelles, combiné à la voie artificielle, fil sans fin buccal par orifice externe trachéo-laryngé ou œsophagien, après gastrostomie; la technique est toujours la même, faire passer d'abord un gros fil de soie à l'aide d'une bougie fine ou d'un béniqué fin et très souple, puis avec ce conducteur mettre en place le tube de radium engainé dans un caoutchouc mince et sans fin. Le tube de radium est fixé en place dans le caoutchouc par une ligature à chaque bout.

3° *Procédé de la suture.* — Il a été utilisé par M. Lannois et son interne, M. Granier, d'abord pour les amygdales, puis nous l'avons généralisé toutes les fois que cela a été possible; elle consiste à faire d'abord une application par tunnel, du tube, muni ou non d'un caoutchouc, dans la tumeur ou en surface, quand l'application intra-tumorale est impossible; puis l'on pratique généralement, en avant du tube, une suture du caoutchouc à la muqueuse saine la plus proche : langue, base de la langue, pilier antérieur; nous avons pu ainsi suturer même au niveau de la partie supérieure de la gouttière pharyngnolaryngée. Il peut être utile de passer déjà son fil, soit dans la muqueuse, soit dans le caoutchouc, avant de faire l'application du tube. Un aide expérimenté est nécessaire pour faire la ligature dans la profondeur à bout de doigt ou à bout de pince, car l'opérateur a suffisamment à faire de maintenir en place son tube de radium et le caoutchouc à l'aide de la pince plate de Luc. Au procédé de la suture se rattache la méthode de fixation par le hameçon qui nous a été indiqué au Congrès d'oto-rhino-laryngologie de Paris, mai 1920, par nos confrères anglais.

4° *Procédés mixtes.* — C'est la combinaison de deux méthodes du fil ou du caoutchouc sans fin et de la suture, c'est évidemment le procédé idéal toutes les fois qu'il est possible, car la fixation du tube est ainsi parfaite.

Pour le pharynx moyen, nous préférons les tubes qu'on peut introduire dans la tumeur aux sels collés qui n'agissent qu'en surface. Les tubes s'appliquent par transfixion dans l'épaisseur de la tumeur avec fixation par le fil et le caoutchouc sans fin naso-buccal, ou par la suture à la muqueuse, à l'aide d'un tube de caoutchouc qui contient le tube. Pour le voile et l'amygdale, MM. Lannois et Sargnon ont employé la transfixion de l'amygdale avec le pilier antérieur ou postérieur avec les deux piliers ou avec le voile; il y a là une série de variantes qui sont indiquées par le volume et la situation de la tumeur. Il faut se méfier de la proximité des gros vaisseaux et ne pas y placer les tubes trop près : la fonte de la tumeur amygdalienne est parfois très rapide; des brûlures étendues et profondes du côté des piliers et de la région amygdalienne peuvent être inquiétantes.

L'application du radium est plus complexe pour les tumeurs de l'amygdale linguale. On a utilisé des porte-radium sous forme de tiges coudées prenant point d'appui sur un dentier ou sur une dent, mais ce n'est pas infiniment pratique; on peut transfixer l'amygdale avec un bistouri fin au niveau de la muqueuse, puis faire un trajet à la sonde cannelée et introduire son tube de radium (entouré de caoutchouc nu), puis maintenir le tout par une suture à la muqueuse saine. M. le docteur Jacod, de Lyon, a trouvé un dispositif d'une remarquable simplicité.

Il s'agit d'un porte-tube A, B, C, avec pointe en forme de trocart. Le tube de Dominici, sans être enveloppé de caoutchouc est mis dans ce tube fourreau et introduit avec ce dernier dans les tissus. Cet appareil a un diamètre un peu supérieur à celui d'un tube de Dominici lui-même. Il est de 3 mm. 2. Sa longueur est, de même, un peu plus longue (3 cm. 5); la pointe du trocart mesurant 1/2 centim. anglais, en plus de la longueur.

L'épaisseur du tube est de 1 mm. en maillechort-métal qui, dans l'application, fait le même office que le drain de caoutchouc habibituel.

Pour l'application, le fil de soie est passé par 2 orifices *a*, *b*, percés au sommet du fourreau.

Ce dispositif a l'avantage de

pouvoir être porté au centre d'une tumeur en la perforant de part en part et d'être fixé par son glissement à frottement dur. Il rapproche ainsi le mode d'emploi du tube de Dominici de celui de l'aiguille à émanation.

Pour les tumeurs du pharynx buccal et de l'amygdale il peut être mis en place à l'aide d'une pince de Luc. Pour celles de la base de la langue, ou des gouttières pharyngo-laryngées avoisinantes, le manuel opératoire est des plus simples.

Un aide tire la langue du patient; l'opérateur introduit son index gauche dans la bouche, et repère ainsi la tumeur; de sa main droite il introduit le porte-tube horizontalement, pique la pointe du trocart au centre de la tumeur et faisant effectuer un angle de 90° à son appareil, l'introduit verticalement dans la base de la langue.

On peut aussi, ainsi qu'il a été pratiqué plusieurs fois par MM. les docteurs Lannois et Jacod, et par le docteur Sargnon, faire l'implantation du tube de radium par voie externe. M. le docteur Jacod a utilisé la voie sous-hyoïdienne qui a l'avantage de ne pas traverser des grosses masses musculaires importantes. M. le docteur Sargnon a utilisé la voie sus-hyoïdienne qui, malgré les muscles de cette région permet d'aller facilement sur le dos de la base de la langue sans hémorragie notable. Une simple incision de la peau, de l'aponévrose superficielle, puis la dilacération des plans profonds avec la sonde cannelée et la pince dilatatrice, guidé au besoin par un doigts intra-buccal, recouvert de caoutchouc, suffisant. Il n'est pas nécessaire de perforer la muqueuse pour passer un fil sans fin, car le tube de radium entouré de caoutchouc, et placé ainsi par voie externe, n'a aucune tendance à se déplacer. On peut même, pour plus de sûreté, passer un fil reliant le caoutchouc à la peau, le tube ainsi fixé ne bougera pas.

La perforation de la muqueuse pourrait avoir, comme inconvénient, en cas de nécrose accentuée, de faire une fistule perpétuellement infectée par le milieu buccal.

OBSERVATIONS

Nous publierons 45 observations : 33 pour le pharynx moyen (amygdales, piliers, voile, base de la langue), 12 pour l'hypopharynx.

Sur les trente-deux observations de l'hypopharynx, 16 sont signalées dans le *Bulletin de l'Académie de médecine* du 13 mai 1919; 9 autres dans le *Rapport présenté à la Société française d'oto-rhino-laryngologie* (Congrès du 10 mai 1920), par MM. les docteurs Lannois et Sargnon. Les dernières sont dues à l'obligeance de MM. les docteurs Lannois, Sargnon et Jacod.

Parmi elles, 5 sont résumées très succinctement; on nous excusera si nous disons que ce sont là des observations de guerre, que le malade-militaire a été perdu de vue... malgré nos recherches.

Le radium ayant des effets thérapeutiques très variables selon la nature histologique de la tumeur, il aurait peut-être été nécessaire d'aborder ici l'étude générale des tumeurs du pharynx et de l'approfondir, principalement au point de vue anatomo-phathologique.

Nous renvoyons aux traités d'oto-rhino-laryngologie, notamment à celui de M. le professeur Lannois. Disons cependant que les tumeurs des amygdales sont généralement des lymphadénomes, lympho-sarcomes, sarcomes ou, enfin, des épithéliomas du type malpighien.

Pour le voile, il existe des tumeurs mixtes à prédominance conjonctive épithéliale, à côté de tumeurs malignes: sarcome ou épithélioma.

Quant aux tumeurs de l'amygdale linguale, elles ont leur histoire liée à celle de l'amygdale palatine et de la langue.

La grande majorité des cas sont des tumeurs épithéliales et principalement des épithéliomas spino-cellulaires.

OBSERVATION I

(Drs Lannois, Nogier, Sargnon), — *In thèse* Barbier 1917. — *Néoplasme de l'amygdale gauche. — Mort 4 ans après sans récidive locale.*

Commandant G..., 41 ans.

Le malade est examiné à Desgenettes, le 28 décembre 1915. Il se plaint de souffrir de l'amygdale gauche depuis 3 ans. En février 1914, il consulta, à Paris, M. le Docteur Chatelier qui, après avoir fait une biopsie, commença un morcellement de l'amygdale ayant amené l'ablation de la moitié de l'organe. Ce traitement ne fut pas continué, parce que des ganglions commencèrent à apparaître du côté gauche du cou. Le malade fut mobilisé au début de la guerre.

En août 1915, des ganglions apparurent du côté droit du cou. En septembre 1915, en Champagne, l'état s'aggrava. Gêne de déglutition et de la respiration.

Evacué à Lyon, hôpital Desgenettes.

Le diagnostic fait est : « Néoplasme de l'amygdale gauche », avec envahissement ganglionnaire. Etat général médiocre, opération chirurgicale impossible, on décide de faire de la radiumthérapie.

14 janvier 1916. — Un tube de radium Armet de Lisle est implanté dans l'amygdale gauche. Derrière elle, et accolé à sa partie postero-supérieure, un deuxième tube est mis en place. Chacun des tubes de radium était placé dans un drain de caoutchouc. Le tout était maintenu par des fils sortant par le nez et la bouche. La paroi des tubes de platine renfermant le radium avait $0^{mm}5$ d'épaisseur. La dose appliquée, calculée en $RaBr^2 + 2H^2O$ fut de 13.75 m. m. g.-heure. Elle fut bien supportée.

22 janvier 1916. — Le Docteur Durand, chirurgien des hôpitaux, est frappé de la diminution de la tumeur amygdalienne.

23 janvier 1916. — Application de radiothérapie profonde sur le côté gauche du cou à l'hôpital Saint-Charles. Filtre 3^{mm} d'aluminium; dose : 6 unités Holznecht. Tuméfaction réactionnelle du cou, dissipée en 15 heures.

27 janvier 1916. — La muqueuse amygdalienne, du voile pilier, est recouverte d'un enduit blanchâtre, vernissé. Gorge douloureuse, alimentation difficile; luette œdématisée. Le goût est modifié.

30 janvier 1916. — Nouvelle application de radiothérapie profonde, faite à l'hôpital Saint-Charles sur le côté droit du cou. Filtre 3^{mm} d'aluminium; dose, 7 unités Holtznecht. Réaction de la muqueuse.

4 février 1916. — Amélioration. Nouvelle application de radiothérapie profonde; filtre 3^{mm} d'aluminium; dose 6 unités H., sur le côté gauche du cou. Réaction moins vive que le 23 janvier.

11 février 1916. — L'amygdale, traitée par le radium a disparu. Encore quelques traces d'enduit blanchâtre à base de la luette, côté gauche. Alimentation facile.

Application de radiothérapie profonde sur le côté droit du cou; filtre 3mm d'aluminium; doses, 6 unités H. Réaction.

19 février 1916. — Le côté gauche du cou a fortement bruni et desquame. Application de radiothérapie profonde; filtre de 5mm d'aluminium; dose 3 unités H.

25 février 1916. — Radiothérapie profonde sur le creux sus-claviculaire gauche du cou; filtre 3mm d'aluminium; doses 5 unités H. Pendant cette application la face latérale gauche du cou est protégée par une lame d'étain de 1mm d'épaisseur.

Le total des doses de radiothérapie profonde est de 15 unités H. sur la face latérale gauche du cou; 13 unités H. sur la face latérale droite et 5 unités H. sur le creux sus-claviculaire gauche.

7 mars 1916. — L'état local du malade est satisfaisant. L'amygdale gauche ne présente aucune tuméfaction. Etat général bien amélioré.

25 mars 1916. — L'état se maintient excellent, quelques traces imperceptibles de ganglions.

On permet au malade de reprendre son service aux armées.

23 mai 1916. — Le malade envoie de ses nouvelles. Il est tout à fait remis. La gorge est encore un peu sèche, quoique aucunement douloureuse; cou normal. Les faux-cols qui étaient, il y a trois mois, du n° 41, ne sont plus que du n° 39.

Le Commandant G... a repris son travail à l'Etat-Major, avec son activité d'autrefois.

Décembre 1916. — Le Commandant remplit de hautes fonctions militaires.

1920. — A survécu près de 4 ans, après son traitement par le radium et a succombé avec la fièvre de la cachexie, par généralisation du lymphosarcome, sans aucune récidive locale.

OBSERVATION II

(Drs Lannois, Nogier, Sargnon. — *In thèse* Barbier 1917. — *Sarcome de l'amygdale gauche. Amélioration. — Morte 1 an après, sans récidive locale.*

Madame veuve Fer, 68 ans.

Nous voyons la malade pour la première fois, le 3 mars 1916. Elle nous signale qu'elle s'aperçut, il y a quatre mois, de gêne dans la déglutition et la perte partielle du goût. Son cou n'avait pas grossi.

La malade consulta plusieurs médecins, le Docteur Chabannes, de Vals-les-Bains, le Docteur Pargoné, d'Aubénas.

Elle est adressée à M. le professeur Lannois, qui la présenta à M. le Docteur Durand, chirurgien des hôpitaux.

A l'examen, on constate une tumeur de l'amygdale gauche, du volume d'un fort œuf de pigeon. Cette tumeur, qui présente tous les symptômes cliniques d'un sarcome, arrive jusqu'à la ligne médiane, repousse en avant le voile du palais et refoule la luette à droite.

La malade a maigri, s'alimente mal, mais ne présente encore aucun ganglion, ni à gauche, ni à droite, pas plus sous la branche horizontale du maxillaire inférieur, que derrière sa branche montante.

Une intervention chirurgicale ayant été jugée inutile et même dangereuse, par M. le Docteur Durand, un traitement radiumthérapique est décidé.

12 mars 1916. — Un tube de radium est mis en place, en collaboration avec MM. les Docteurs Lannois et Sargnon, dans l'intérieur de l'amygdale gauche. Le tube est inclus dans un drain de caoutchouc. Radium Armet de Lisle, épaisseur des parois du tube de $0^{mm}5$ de platine, dose 13.75 m. m. g.-heure. Application bien supportée.

14 mars 1916. — L'amygdale a diminué avec une rapidité extrême; son volume est de 50 % inférieur à celui qu'il avait avant l'application. Le trajet dans lequel on a insinué le drain porte-radium est blanchâtre à sa périphérie. On fait gargariser la malade.

26 avril 1916. — La malade revient se faire examiner. L'amygdale malade a totalement disparu et ne fait plus aucune saillie. Un peu de rougeur existe dans la moitié gauche de la gorge. La déglutition est facile. Aucun enduit blanchâtre. Etat général bon. Teint rosé de la malade. Augmentation de son poids.

Fin 1916. — L'état de la malade est constant.

1917. — Morte sans récidive locale, par cachexie.

OBSERVATION III

(Drs Lannois, Nogier, Sargnon). — (*Thèse* Barbier. Lyon 1917 et suite personnelle). — *Néoplasme de l'amygdale droite. Pas de récidive locale. — Généralisation à l'abdomen, 3 ans 1/2 plus tard. En traitement.*

Aut... Jules, soldat de 2e classe, 10e Régiment d'Artillerie, 40e batterie.

Examiné pour la première fois, à l'hôpital Desgenettes, le 6 novembre 1915, on trouve une ulcération de l'amygdale droite, sans adénopathie appréciable.

7 décembre 1915. — On pense à un petit abcès probable, en formation.

10 janvier 1916. — Il n'y a pas eu d'abcès; l'amygdale droite est très volumineuse, l'amygdale gauche l'est aussi, mais à un moindre degré. Il existe des ganglions bilatéraux le long des gros vaisseaux du cou. Le malade éprouve une gène considérable pour déglutir et pour respirer; devenu sourd; on porte le diagnostic de « néoplasme des amygdales ». Intervention chirurgicale impossible. On décide la radiumthérapie.

16 avril 1916. — Application de radium à Saint-Charles. La dose appliquée est de 1.500 milligrammes-H. pour chaque amygdale, dose calculée en $RaBr^2 + 2H_2O$. La paroi des tubes de platine renfermant le radium ayant une épaisseur de 0mm5, les rayons β durs et λ sont seuls utilisés.

20 avril. — La tuméfaction des amygdales a diminué.

22 avril. — La regression continue; la muqueuse réagit, on sort un enduit blanchâtre.

26 avril. — La réaction est complète, tout le fonds de la bouche et la gorge sont d'un rouge violacé. Gargarismes.

2 mai. — Amélioration générale. Audition devenue presque normale, déglutition un peu plus facile.

4 mai. — Au-dessous de l'oreille gauche et de l'angle inférieur du maxillaire inférieur, on fait à l'hôpital Saint-Charles, une application de radiothérapie profonde; rayons filtrés sur 3mm d'aluminium; dose : 6 unités H., mesurées au radio-chromoscope de Nogier.

6 mai. — Diminution amygdalienne. Enduit blanchâtre de la gorge dû à la réaction.

17 mai. — Nouvelle application de radiothérapie profonde, mais cette fois, au-dessous de l'oreille droite et de l'angle inférieur du maxillaire inférieur droit; rayons filtrés sur 3mm d'aluminium; dose : 3 unités H.

25 mai. — Les amygdales ont diminué, au point qu'on n'en trouve pas de vestige.

L'enduit blanchâtre tapissant la muqueuse de la gorge a totalement disparu.

6 juin. — L'état général et l'état local du malade sont aussi satisfaisants que possible. Les tumeurs amygdaliennes ont totalement disparu.

L'épilation du cou est complète.

Octobre 1916. — Le malade va bien et a repris son travail à l'usine.

1918. — Le malade va bien.

1919. — Le malade va bien, mais fatigué par son travail de mécanicien, change de métier.

1920. — Le malade souffre de l'abdomen et va en consultation de l'Hôtel-Dieu.

18 septembre 1920. — Rentre au service de chirurgie de M. Durand. Depuis deux mois principalement, il accuse des troubles digestifs, se plaint de gastro-entérite et accuse un amaigrissement de 5 à 6 kilogs.

A l'entrée, à l'examen de la gorge, on constate la disparition complète des amygdales des deux côtés; les loges amygdaliennes sont complètement lisses; les piliers paraissent intacts, mais la partie post du voile, la luette, sont complètement détruits; au niveau des piliers, des loges, du voile, la muqueuse est plus foncée, mais paraît absolument saine. A noter la voix nasonnée.

Du côté droit du cou, pas de chaîne ganglionnaire.

Du côté gauche, l'épilation n'a pas persisté; après un an les poils ont commencé à apparaître à nouveau; depuis cinq mois environ, le malade a vu apparaître à nouveau des ganglions qui, aujourd'hui, sont volumineux. Ils occupent toute la chaîne carotidienne; l'un d'eux, du volume d'un petit œuf de pigeon, se trouve au-dessus de l'extrémité interne de la clavicule.

A l'examen abdominal, malgré l'amaigrissement, le ventre est volumineux, proéminent et non étalé. Pas d'ascite. On sent une masse énorme, irrégulière dans l'hypocondre gauche. Cette masse paraît assez profonde, ne semble pas être la rate hypertrophiée; elle remonte sous le rebord costal dans la fosse iliaque gauche et va jusque vers l'ombilic.

Le 28 septembre 1920. — Intervention Durand. Laparatomie para-ombilicale médiane. La main, mise dans l'abdomen, trouve derrière l'épiploon et l'intestin grêle, toute une énorme masse (volume tête d'enfant) bosselée, plongeant à droite jusque vers la fosse iliaque et remontant presque sous le diaphragme. Manifestement inextirpable (ganglions mésentériques probablement). Fermeture.

Gros ganglions sous-claviculaire gauche. Ganglions mous.

30 octobre 1920. — Depuis l'intervention, l'état du malade s'est aggravé. La masse abdominale augmente considérablement de volume.. Des douleurs continuelles sont irradiées dans le trajet du crural droit. Affaiblissement. Sueurs nocturnes.

OBSERVATION IV

(Drs Lannois, Moutet). — *In thèse* Barbier 1917. — *Lympho-sarcome de l'amygdale gauche. — Pas de récidive locale. — Mort un an après. A l'autopsie, lésions fibreuses, généralisées probablement d'origine syphilitique.*

Madame veuve P..., 74 ans.

La malade est examinée pour la première fois, le 11 mai 1917. Ses antécédents, tant héréditaires, que personnels, n'offrent rien à signaler. Elle n'avait jamais été malade et ce n'est qu'au mois de février 1917, qu'elle commença à souffrir, en avalant du côté gauche de la gorge. Elle ne se fit voir, cependant, au médecin qu'au mois de mars. A ce moment déjà l'aspect de la gorge parut anormal au médecin Debrousse.

La malade vient à la consultation du professeur Lannois au début de mai.

A l'examen, on trouve, du côté gauche, une grosse hypertrophie amygdalienne, sous forme d'un bourrelet commençant au niveau de la réunion des deux piliers, se prolongeant sous le pilier antérieur et descendant assez bas derrière la langue. Dans les mouvements de bascule de l'amygdale, on voit s'entr'ouvrir la masse et une sorte d'ulcération, à fond grisâtre, occuper le fond d'une profonde fissure.

Pas de ganglions volumineux : un peu d'empâtement de la région retro-maxillaire.

Elle a de la douleur assez vive à chaque déglutition de

salive et en mangeant; aussi elle s'alimente à peine. Les appareils respiratoire et circulatoire sont normaux; les urines ne contiennent ni sucre, ni albumine.

26 mai 1917. — Application d'un tube de platine, contenant 48 m. m. g. de radium; épaisseur de la paroi $0^{mm}5$.

27 mai 1917. — Le tube appliqué hier à 11 heures 1/2 est enlevé ce matin à 6 heures 1/2; la durée de l'application dans l'amygdale a été de 19 heures. La dose appliquée est de 912 m .m. g.-heures.

1er juin. — Deux jours après, amélioration qui va en progressant; actuellement, elle avale sa salive et les aliments, sans douleur.

La tumeur a totalement disparu. Légère exulcération au point d'entrée du tube. Il n'y a plus trace de l'amygdale, sinon un petit magma grisâtre au fond de la loge amygdalienne.

Un petit fragment a été pris sur le bourrelet postérieur, pour examen histologique.

15 juin 1917. — La malade revient se faire examiner.

Depuis une semaine environ, elle a un peu de douleur à la déglutition. La partie postérieure de la langue est, du reste, un peu rouge et d'aspect vernissé; le repli du voile du palais joignant la langue présente aussi un peu de rougeur. C'est la réaction des tissus au rayonnement du radium.

La loge amygdalienne est vide, tapissée au fond d'un léger enduit grisâtre.

Plus de trace d'empâtement de la région rétro-maxillaire. L'examen histologique fait connaître qu'il s'agissait d'un lympho-sarcome.

Mars 1918. — La malade succombe malgré tout au bout d'un an avec de la cachexie et de la fièvre. Pas de récidive locale.

A l'autopsie on trouve dans son foie, ses poumons, son myocarde, etc..., des points grisâtres-fibreux, qui font penser à une généralisation. Des fragments sont envoyés à M. le professeur Paviot pour examen histologique.

6 avril 1918. — M. le Professeur Paviot nous envoie son résultat histologique, dont voici le résumé:

1° *Fragment; Poumon;* a) *Partie supérieure.* — On se trouve en présence d'un processus pulmonaire fibroïde et lent; nappes fibro-hyalines étoilées anéantissant la charpente alvéolaire qu'on aperçoit à peine ça et là. Les cavités alvéolaires sont envahies par des cellules volumineuses; nulle part des nodules histologiquement tuberculeux. Fait troublant : on voit des néo-formations alvéolaires, les artérioles rencontrées présentent un processus d'endartérite allant jusqu'à l'oblitération. Le diagnostic histologique que l'on devrait porter sans renseignements, serait celui de syphilis pulmonaire.

2° *Fragment; Poumon;* b) *Partie inférieure.* — Même résultat négatif au point de vue formations tuberculeuses; même aspect général que le fragment supérieur.

3° *Fragment; Rein.* — Envahissement du parenchyme par un tissu fibroïde envahissant. On est encore frappé par l'intensité de l'endartérite des artérioles et des artères et par la dilatation de capillaires. Nulle part ne se voient d'édification d'allure néoplasique et pas de tubercules.

4° *Fragment; Myocarde.* — Méconnaissable (fibres musculaires détruites, envahissentent par le tissu fibreux). Au milieu de cette masse fibroïde des cellules rondes nombreuses. Ici encore, processus d'allure inflammatoire sans caractère défini, sans édification spécifique d'aucune sorte.

En résumé pas de conclusions fermes ni dans le sens cancer, ni dans le sens cancer.

Nous nous permettons d'ajouter cette hypothèse : chez cette vieille femme n'y aurait-il pas eu à la fois et syphilis ancienne et cancer ?

OBSERVATION V

(Drs Lannois, Sargnon et Mlle Moutet). — *Néoplasme amygdalien droit.* — *Radium (2 séances).* — *Le malade amélioré est démobilisé.*

Pe... Gustave. Malade aux armées le 20 avril 1918. Ulcération suspecte de l'amygdale droite. A été soigné du 20 avril au 16 mai, aux armées (Mont Frenet) où on lui a fait un traitement par piqûres de biodure de mercure qui n'a aucunement modifié son état.

Hôpital 40, pour : très énorme amygdale présentant deux ulcérations, l'une au pôle antéro-supérieur, l'autre au bord intérieur, partie inférieure. Spécificité possible. Dirigé sur Desgenettes pour « intervention ».

Le 6 juin. — Implantation de deux tubes de 48 et 30 mgr. de $RaBr^2+2H^2O$; l'un dans la tumeur palatine, mis directement et l'autre mis transversalement entre la tumeur palatine et le pilier postérieur à gauche.

Le 8. — Gros magna blanchâtre; il y a une diminution évidente du pôle supérieur.

Le 12. — Les 1/3 supérieurs de la tumeur ont disparu; la luette est bien dégagée. Le malade se trouve mieux, il avale mieux, n'a plus les douleurs lancinantes de l'oreille. La voix est nettement moins nasonnée.

Prélèvement fait le 7 juin : réponse du laboratoire : sarcome de l'amygdale. Ce fragment de l'amygdale se présente avec un épithélium de surface normal, régulier, continu. Au-dessous, commence un tissu que rien ne permet de différencier du tissu normal et simplement hyperplasié; du centre de l'amygdale; nappes de cellules rondes, souvent réduites au noyau, plongées dans un réticulum assez fin; en somme rien ne permet de trancher entre lympho-sarcome de l'amygdale et hyperplasie lymphoïde inflammatoire de l'organe. C'est cependant pour cette dernière hypothèse que nous penchons, vu que l'épithélium est particulièrement intact.

Le 21 juin. — La grosseur de l'amygdale droite a diminué. Elle ne présente ni ulcération ni sphacèle, mais on constate à gauche une large brûlure au niveau de l'insertion du pilier et du voile. Ulcération de brûlure par radium.

Le 27 juin. — Il reste encore l'amygdale droite, grosse comme une noix.

Deuxième application de radium : le trajet est fait à la

partie moyenne de la face antérieure à l'aide d'une sonde cannelée; deux tubes représentant 60 milligrammes de $RaBr^2+2H_2O$ engaînés de drains au caoutchouc épais de 1 cm. sont enfoncés dans l'orifice ainsi fait.

Irradiation 24 H.; 60 × 24 = 144 mg. H. de $RaBr^2+2H^2O$ laissé 24 heures en place.

Le 8 octobre 1918. — Le malade se présente à la visite : pas de récidive actuelle.

OBSERVATION VI

(Drs Lannois, Sargnon, et Mme Moutet). — *Néoplasme ulcéré de l'amygdale gauche. Amélioration.*

D... Ernest, rapatrié de Suisse le 6 juillet 1918. Hospitalisé à l'hôpital n° 15. La feuille de cet hôpital porte : aucun antécédent de syphilis et tuberculose; aucun stigmate. L'amygdale gauche est un peu augmentée de volume et présente une ulcération cratériforme à fond bourbilloneux. En présence de l'amélioration signalée par l'observation Suisse à la suite du traitement hydrargyro-mercuriel on fait un traitement de Néo-Salvarson.

Le 18 juillet 1918. — L'amygdale a augmenté de volume.

Le 19 juillet. — Examen du Docteur Lannois. Lymphadénome probable.

Le 23 juillet. — A l'entrée : Facies amaigri, teint légèrement cachexique, cou maigre, on voit le relief des sterno-mastoïdiens et du squelette laryngé. Le larynx est mobile, pas d'empâtement, pas de ganglions perceptibles dans la région carotidienne. L'examen de l'oro-pharynx montre un gonflement considérable du voile du palais dont la moitié gauche présente une saillie globuleuse qui s'étend au delà de la ligne médiane en refoulant la luette vers le côté opposé. A l'union du pilier antérieur et de la luette le tissu paraît sphacélé ainsi que dans la fossette sus-amygdalienne. L'amygdale elle-même paraît fortement augmentée de volume et dépasse la ligne médiane et recouverte d'un enduit pultacé et pseudo-membraneux ? La consistance de cette tuméfaction amygdalienne est dure et fibreuse. Voix empâtée, respiration bruyante; mais l'hématose ne paraît pas compromise.

Le 26 juillet. — Mise en place de 3 tubes radium dans l'amygdale gauche, ces tubes représentent 90 mlg. de radium ($RaBr^2 + 2H_2O$).

Le 8 août. — L'amygdale néoplasique a presque complètement disparu. Une large plaque de brûlure occupe toute l'amygdale gauche, le pilier antérieur gauche, la base de la langue, la luette et le voile du palais à droite. Rien à l'épiglotte.

Evacué hôpital n° 17 (Pension), le 14 août 1918.

Il a été envoyé au service des érysipèles le 14 août. Il n'avait probablement qu'une réaction de radium.

L'amygdale a totalement disparu, sauf le pôle inférieur, cicatrice blanche entre les deux piliers; le postérieur a presque totalement disparu, l'antérieur est horizontal. Voix nasonnée.

A eu au début, le passage des aliments et des liquides par le nez; il n'en a plus.

OBSERVATION VII

(Drs Lannois, Sargnon, Mme Moutet). — *Soldat V... Tumeur ulcérée de l'amygdale droite. Radium le 2 et 18 juillet 1918. — Radiothérapie des ganglions. Disparition de la tumeur. Malade perdu de vue.*

OBSERVATION VIII

(Drs Lannois, Sargnon, Mme Moutet). — *Néoplasme amygdalien droit. — Mort par hémorragie après l'application de radium* (1).

Le soldat L... s'est aperçu d'enrouement pour la première fois au début de 1917. A consulté pour la première fois, le 13 avril 1917. Résultat de l'examen de l'hôpital mixte de Valence : bandelette ventriculaire, surtout la droite très tuméfiée, cordes vocales; la gauche est ulcérée, son bord libre, dentelé ressemble à des lésions tertiaires.

Traitement spécifique, 12 injections de biodure, traitement ioduré d'un mois. Une deuxième série d'injections est commencée le 12 juin 1917.

Le 18 juillet. — Le malade se plaint d'une aggravation légère dans son état. Le Docteur constate une vaste ulcération à droite remontant presque au sommet de l'épiglotte dont le bord latéral droit est coupé comme à l'emporte-pièce. L'épiglotte déformée gêne l'examen de l'intérieur du larynx, mais permet de voir que le cartilage arythémoïde est couvert de bourgeons charnus. Très grosse adénite cervicale. Amaigrissement.

Le 21 juillet. — Vaste ulcération occupant toute la surface de l'amygdale droite.

Evacué sur Desgenettes pour ulcération laryngée.

Le 24 juillet. — A l'examen : grosse amygdale droite très largement ulcérée sur toute la surface interne et recouverte d'une magna blanchâtre. Cette ulcération descend sur la paroi latéro-pharyngée, jusqu'au niveau de l'aryténoïde qui est ulcéré et bourgeonnant. Au niveau de l'épiglotte, l'ul-

(1) Cette observation n'est publiée qu'à titre documentaire pour montrer les difficultés et les dangers parfois de l'application du radium.

cération a rongé son bord externe droit faisant une profonde encoche. L'épiglotte, elle-même, est un peu enroulée à droite mais non augmentée de volume.

Le 7 août 1917. — Le malade revient de l'hôpital 17, hospitalisé aux contagieux.

A l'entrée : le malade souffre de dysphagie qui s'accentue de plus en plus. Absorbe difficilement les liquides. Salivation de plus en plus abondante.

Le 9 octobre. — A 11 heures, pose de radium (2 tubes faisant 54 mlg. dans l'amygdale néoplasique droite, l'un en dehors, l'autre en dedans. Une fois le radium posé, il y a un ne! . suintement d'apparence insignifiante. Le malade remonte dans son lit. Vers 14 heures, suffocation progressive allant jusqu'à l'asphyxie bleue. Ablation de la petite mèche qui retenait les 2 tubes de radium. Pas d'amélioration notable.

Tractions rythmées de la langue, état asphyxié persistant. Trachéotomie d'urgence dans le lit du malade. Persistance de l'aphée : respiration artificielle, oxygène, pas d'amélioration sensible. L'aspiration des caillots de la trachée à l'aide d'une sonde en caoutchouc et d'une seringue aspiratrice, amène un soulagement par issue du liquide saigneux et hémorragique et des caillots. On continue la respiration artificielle et une fois les caillots bien enlevés, la respiration reprend lentement. Les mouvements ont duré une heure environ.

Décès à 21 heures 30 sans signe externe d'hémorragie.

Nécropsie du 11 octobre 1917. — Pas d'adhérence pleuro-pulmonaire, petit ganglions durs le long de la trachée thoracique et au niveau des deux.

Poumon droit, congestion de la base. Un fragment des bases pulmonaires surnage. Pas de tuberculose des sommets. Cœur très gros. Foie. Pas de noyau de dégénérescence, teinte légèrement graisseuse à la coupe. La section des bronches ne montre pas de sang ni de caillot faisant obstruction. Rate et reins : rien. Néoplasme de l'amygdale. Adénopatie cervicale volumineuse.

OBSERVATION IX

(Drs Lannois, Sargnon, Mme Moutet). — *Epithélioma ulcéré de l'amygdale droite, des piliers et de la base de la langue. Deux séances de radiumthérapie. Amélioration passagère. Mort par hémorragie.*

Le soldat Guillaume V..., 42 ans, a commencé à ressentir des picotements et de la gêne pour avaler en janvier 1917. Etait alors ouvrier boulanger à Moulins et fut évacué, le 10 mars 1917, sur le service des spécialités de Vichy. Là, après l'examen de la gorge, on lui fit une ponction au niveau du bras pour l'examen du sang, puis on lui déclara qu'il n'y avait rien à faire que des injections au cacodylate.

Envoyé en convalescence de trois mois, il vint chez l'un de nous, le 23 mai 1917. Il présentait un gros paquet ganglionnaire derrière et sous le maxillaire inférieur droit. Enorme amygdale droite qui est lisse avec une exulcération à son pôle supérieur et à la partie adjacente des deux piliers, à leur fonction près de la luette. Celle-ci est fortement repoussée. Bien qu'il s'agisse cliniquement d'un néoplasme de l'amygdale, d'ailleurs inopérable, on essaie un traitement mercuriel, le malade n'ayant eu que deux enfants morts en bas-âge.

Le 27 juin. — Le malade étant revenu dans le même état, avec une tumeur encore plus volumineuse, la luette repoussée, la déglution presque impossible, on le fait entrer à Desgenettes. Il est très déprimé, amaigri, d'une pâleur de cire. Gros ganglions mobiles à l'angle de la mâchoire et au-dessous, gros empâtement dur de toute la région sous-maxillaire. Grosse tumeur amygdalienne remplissant tout le cavum et repoussant la luette : elle est recouverte d'un enduit pultacé, mais sans ulcération vraie, sauf aux points signalés. Il peut à peine ouvrir la bouche et éprouve des grandes difficultés à s'alimenter.

Le 2 juillet. — A 11 heures et demie, un tube de radium est introduit dans le tissu amygdalien par implantation simple, après une petite ouverture au bistouri. Il est maintenu en place par un tampon de gaze et par un fil qu'on fixe solidement sur la joue avec du leucoplasme. Il est enlevé le lendemain à la même heure, soit après une application de 24 heures. C'était un tube de 58 m. m. g., ce qui correspondait à 13.92 m. grs.-heures.

Les jours suivants disparition complète d'une partie de la tumeur amygdalienne et amélioration sensible de la possibilité de déglutition Dès le lendemain, dans une cicatrice ganglionnaire du cou, datant de l'enfance, du côté opposé, il se faisait un abcès qui s'ouvrit spontanément le 5 juillet et qui guérit de même, au bout de 12 à 15 jours. .

Malgré une amélioration évidente, nous faisons, le 18 juillet, une deuxième application d'un tube de 27 m. m. g. dans une masse encore saillante de l'amygdale, dans sa partie la plus inférieure, derrière la base de la langue. Il est enlevé exactement, 24 heures après, soit une application de 378 m. m. g.-heures. Le 25 juillet, le prolongement amygdalien a disparu et derrière la base de la langue, on trouve une escavre blanc grisâtre, à l'endroit où le tube avait été appliqué. Le 2 août, exactement un mois après l'application, le malade continuait à se trouver mieux et il fut envoyé dans une annexe du service d'où on devait l'envoyer suivre un traitement radiothérapique pour la masse ganglionnaire qui, elle, n'avait pas été modifiée.

Le 15 août. — Le malade, à la suite de la deuxième séance de radiothérapie est revenu s'aliter. L'état reste précaire. Le 3 septembre, à 17 heures, V... est mort par hémorragie foudroyante carotidienne. Il avait eu des crachats sanguinolents dans la journée.

OBSERVATION X

(Drs Lannois, Sargnon, Mme Moutet). — *Croz... Epithélioma de l'amygdale du type ectodermique à globes hyalins. — Deux applications de radium. Disparition de la tumeur. — Essai d'extirpation des ganglions du cou. Généralisation de la plaie. Mort par cachexie.*

OBSERVATION XI

(Drs Lannois, Sargnon, Mme Moutet). — *Epithélioma de l'amygdale gauche et des piliers. — Radium (2). — Disparition totale et récidive. Cachectisation.*

Lieutenant..., 47 ans, sans antécédents héréditaires, spécificité probable. Début de l'affection actuelle au mois de juillet 1917 par des phénomènes douloureux du côté gauche du cou qu'on attribue à une angine. Evacué fin septembre sur l'hôpital militaire Desgenettes pour rhumatisme; peu après il nous fit examiner sa gorge où l'on constate une tumeur de l'amygdale gauche. Il fut soumis à un traitement par des injections de néo-salvarson au nombre de 4 qui ne donnèrent pas de résultat. Un fragment de la tumeur fut alors enlevée et examinée par le Docteur Civatte, qui trouva un épithélioma à globes cornés. Cette constatation nous fit d'abord hésiter à appliquer du radium, mais le malade souffrait beaucoup; non seulement il avait de la peine à manger par dysphagie et par trismus, mais il ressentait des douleurs constantes, irradiées dans toute la moitié gauche de la tête et principalement dans l'oreille; sueurs nocturnes, empêchant le sommeil.

Il avait maigri, se cachectisait. Pas d'adenopathie.

Le 8 décembre nous nous décidâmes à faire application de radium. Sur les photos stéréoscopiques très intéressantes que nous nous faisons passer de M. Molinié, on peut voir quel était l'aspect de la tumeur à ce moment. Elle se présente sous la forme d'un champignon allongé, du volume d'une grosse amande verte, se prolongeant sur la paroi interne de l'hypopharynx; elle est exulcérée sur la longueur de sa face interne.

Application d'un tube de radium de 48 m. m. g. laissé 30 heures, ce qui correspond à 14.40 m. m. g. H. de $RaBr^2 + 2H_2O$.

Le 19 décembre. — Le malade se sent beaucoup mieux, avale facilement, n'a plus de douleurs nocturnes; la tumeur a diminué.

Le 24 décembre. — L'amélioration persiste, la tumeur a presque disparu.

Le 10 janvier. — Le malade se plaint à nouveau d'un peu de gêne pour avaler et pour ouvrir la bouche, ce qu'on attribue d'abord à la réaction secondaire du radium.

Toutefois le 19 janvier cet état persistant et la tumeur n'ayant pas totalement disparu, on décide une nouvelle application de radium. On le laisse 24 heures. Doses : 960 m. m. g. de $RaBr^2 + 2H_2O$.

Les jours suivants, amélioration nette; disparition de la tumeur et de la douleur.

Quelques jours plus tard il est impossible de dire de quel côté siégeait la tumeur.

6 juin 1918. — L'amélioration n'a pas duré; vers le 15 mars, il recommence à souffrir; le 12 avril, il vient se montrer : sensation de brûlures assez vives; gorge rouge, violacée; tissus durs et volumineux. Le 29 mai, à un nouvel examen, il y a une récidive locale manifeste.

Fin juin. — Le malade se cachectise.

OBSERVATION XII

(Drs LANNOIS, SARGNON, Mme MOUTET). — *Duc... Epithélioma de l'amygdale gauche, des piliers et de la base de la langue avec grosse adénopathie. Radium à trois reprises. Diminution considérable de la tumeur. Ulcération du bord droit de la langue qui cède deux fois à l'insertion du radium. Mort par cachexie.*

OBSERVATION XIII

(Drs LANNOIS, SARGNON, Mme MOUTET). — *Vab... Epithélioma ulcéré de l'amygdale. Trois applications de radium. Disparition presque complète de la tumeur. Malade perdu d vue.*

OBSERVATION XIV

(Drs LANNOIS, SARGNON, Mme MOUTET). — *Font... Epithélioma de l'amygdale droite. Deux applications. Rétrocession de la tumeur, mais incomplète persistance de la douleur. Malade perdu de vue.*

OBSERVATION XV

(Drs Lannois, Sargnon, Mme Moutet). — *Epithélioma de l'amygdale gauche et des piliers jusqu'à la luette. Deux applications de radium. Encore en traitement, peu satisfaisant.*

OBSERVATION XVI

(Drs Lannois, Sargnon, Mme Moutet). — *Epithélioma de l'amygdale gauche. Deux applications de radium. Guérison passagère d'un an. Mort par cachexie.*

La..., 60 ans, sans antécédents héréditaires, ni personnels. Depuis 15 ans, le malade ne pouvait respirer par le nez; le Docteur Menier, de Dijon, lui enlève des polypes. Rhume perpétuel, catarrhe nasal abondant.

En septembre 1918. — La gorge était enflammée, le malade crache un peu de sang. Le Docteur Menier diagnostiqua alors, une pharyngite catarrhale, puis une autre fois une angine de Vincent qui guérit très vite, grâce au traitement au néoarsenobenzol, en applications.

Février 1919. — On l'adresse à M. le Professeur Lannois avec le diagnostic : « d'épithélioma de l'amygdale gauche ». Le docteur Lannois l'envoie alors dans son service à Saint-Pothin. A l'examen, tumeur ulcérée de l'amygdale gauche, du volume de la moitié d'une noix, occupant la partie supérieure de la loge amygdalienne et contigüe à la luette, légèrement œdématiée. Les bords ne sont pas réguliers; la tumeur est de couleur rougeâtre qui devient plus foncée et pigmentée vers son extrémité inférieure. Les piliers antérieurs des deux côtés sont rouges et enflammés, de même que le cavum. Déviation de la cloison, par suite d'un accident datant d'une quarantaine d'années. Pas d'hypertrophie des cornets, par suite de la déviation le conduit droit est moins libre que le gauche.. Toute la muqueuse est tapissée d'un liquide catharral, un peu abondant.

En pratiquant la recherche des ganglions, on s'aperçoit d'une déviation, à gauche, de la colonne vertébrale, datant de 55 ans à la suite d'une chute sur la tête, du haut d'un portique.

On ne sent pas de ganglions sous-maxillaires, à part un fin ganglion près l'angle inférieur de la mâchoire gauche. On met, dès son entrée, le malade au sirop de Gibert. Il ne le supporte pas d'ailleurs très bien et lui occasionne l'apparition de quelques boutons sur la figure. Le repos permet au malade, une légère amélioration, la luette n'est plus œdématisée et au dire du malade, il se sentirait en parfait état, sans un rhume opiniâtre.

21 février 1919. — Néanmoins on fait une application de radium (2 tubes recouverts de drain de caoutchouc), dans l'intérieur même de la tumeur. Durée de l'application, 20 heures. Doses : 98 mlg. ($RaBr^2 + 2H^2O$).

26 février 1919. — La tumeur semble diminuer de volume et ne présente plus le même aspect qu'au premier jour. A la partie antérieure, elle est absolument lisse et rougeâtre, ne laissant voir que deux traits blancs qui sont cicatriciels dûs aux incisions dans lesquelles on a placé les tubes de radium.

A la partie postérieure, le miroir pharyngien permet de constater quelques petits bourgeonnements, la partie inférieure de la tumeur est devenue lisse. La luette, un peu œdématiée après l'application de radium, a repris son aspect normal. Le malade ne se plaint pas du tout et mange facilement tous les aliments.

3 mars 1919. — La tumeur a diminué d'un tiers dans la hauteur. Il reste à la partie supérieure, vers la luette, une plaque blanchâtre due à la brûlure du radium. Le malade se sent beaucoup soulagé, presque guéri.

5 mars 1919. — Le malade souffre de sa langue et peut à peine supporter qu'on la déprime avec un dos de cuillier pour l'examen. Sur le côté droit de la langue, on remarque une ulcération plus longue que large de 1cm × 2cm de dimension. Toujours la plaque blanche au-dessus et à gauche de la luette. La tumeur reste stationnaire.

7 mars 1919. — La plaque blanche s'est considérablement agrandie et occupe toute la partie antérieure du voile, en descendant jusqu'à l'extrémité de la luette. On explique l'ulcération de la langue par le fait que le tube supérieur a glissé et s'est logé quelque temps dans la rainure gingivale droite. La tumeur diminue légèrement.

17 mars 1919. — Les brûlures ont presque disparu. La tumeur est lisse, de la grosseur d'un pois. Taches blanchâtres sur le voile.

26 mars 1919. — L'examen histologique du Docteur Bouchut décrit : « Très profondément un plein tissu fibreux et musculaire sont massés de gros boyaux épithéliaux, formés de volumineuses cellules épithéliales du type parimenteux, très fortement tassées. Il s'agit bien d'un épithélioma ».

Mai-juillet 1919. — Des lettres reçues de M. le Docteur Guillard, nous apprennent que le malade est très bien, que l'état général est excellent.

11 décembre 1919. — Le malade revient avec une nouvelle récidive (3e séjour). Les douleurs à la déglutition ont réapparu. Localement on constate une amygdale granuleuse, rouge et infiltrée, surtout à sa partie supérieure; la palpation décelle une dureté manifeste de la glande et le bord de la langue elle-même paraît infiltrée. Ganglions cervicaux — en arrière du sterno-cleido-mastoïdien gauche. Ganglions douloureux (Mme Moutet, Sargnon). Le 11, application de 30 mlg. de $RaBr^2 + 2H^2O$. On fixe le tube à travers le pilier antérieur en plein tissu malade, au moyen d'un tube de caoutchouc, dont un chef sort par la narine gauche, l'autre par la bouche. Durée : 24 heures.

20 décembre 1919. — Le malade repart chez lui.

A l'examen, on constate : localement toujours un peu d'inflammation, quoique au dire du malade, il y ait une amélioration. La langue se meut avec plus de facilité. Les ganglions constatés dans la région sterno-cleido-mastoïdien gauche, n'ont pas changé. Ils sont toujours un peu douloureux.

4 mai 1920. — Le malade revient dans le service, avec les même symptômes, mais plus accentués. On constate une grosse adénopathie gauche qui est très douloureuse à la palpation.

A l'examen : l'amygdale gauche est retractée à sa partie inférieure et présente une petite masse bourgeonnante à la partie supérieure.

6 mai 1920. — On fait une séance de radiothérapie sur les ganglions carotidiens.

Distance à ampoule : 18 cms.; durée 45'; étincelles 16 à 17; filtre 20/10.

Juin 1920. — Le malade est mort un mois après sa sortie de l'hôpital, par généralisation.

OBSERVATION XVII

(Drs Lannois, Sargnon, Gouilloud, Arcelin). — *Néoplasme de l'amygdale droite. Deux applications de radiumthérapie. — Guérison définitive un an après, sans récidive.*

Cor..., 73 ans, entre à l'hôpital Saint-Joseph, le 25 novembre 1919, pour tuméfaction de l'amygdale droite. Pas d'antécédents héréditaires. Gros fumeur.

27 novembre 1919. — Il y a un mois, apparition à droite, à l'angle de la mâchoire, de deux ou trois ganglions mobiles, gros comme des noix ou des noisettes, non douloureux. Pas de température. Un examen révèle, immédiatement, que l'amygdale droite est grosse comme une noix, légèrement ulcérée. Pas de dysphagie, ni névralgies. Le diagnostic est porté dès cette époque. Pendant un mois, soins d'antisepsie buccale. M. le Docteur Sargnon examine alors le malade. Il est d'avis : 1° d'application de radium, d'avis avec les autres confrères pour l'amygdale.

2° Pour les ganglions il vaut mieux attendre l'effet résolutif de la radiumthérapie et plus tard, si cela devient nécessaire, on pourra faire extirpation des ganglions.

Le Docteur Sargnon découvre, derrière la branche montante du maxillaire, toute une pléiade ganglionnaire.

Opération le même jour. — 1° Mise en place d'un tube de radium de 60 mlg. ($RaBr^2 + 2H^2O$) (Arcelin), par transfixion de l'amygdale et va et vient dans le nez-bouche.

2° Le deuxième tube de 60 mlg. $RaBr^2 + 2H^2O$ (Arcelin) est enfoncé dans l'amygdale.

Le deuxième tube est enlevé au bout de sept heures; le premier reste vingt-quatre heures.

6 décembre 1919. — Les effets du radium sont « extraordinaires » la tumeur amygdalienne a disparu. Il existe un creux à la place de cette tumeur. Le toucher montre une loge amygdalienne libre, légèrement indurée. Cette induration descend le long du pilier postérieur, sur une longueur d'environ deux centimètres. Les ganglions ont été influencés, on ne distingue plus parmi eux, ceux qui étaient gros et nettement différenciés. La région s'est assouplie, les ganglions sont libres d'un volume d'un pois.

La masse ganglionnaire sous-sterno-mastoïdienne, remontant à la base du crâne et dont l'existence avait été la contre-indication la plus nette à une ablation ganglionnaire a disparu.

Etat général amélioré.

20 janvier 1920. — La tumeur de l'amygdale a totalement disparu. Il reste deux ganglions qui sont diminués et se sont individualisés; l'un sous le sterno-cleido-mastoïdien, l'autre en arrière du muscle. On les traite par les rayons X.

17 février 1920. — Le malade a subi quatre séances de

radiothérapie de une heure (Dr Arcelin). Les ganglions échappent maintenant à l'observation.

La gorge est libre; à signaler cependant une petite saillie comme une lentille, entre les deux piliers, un peu au-dessus du niveau de l'amygdale.

16 juin 1920. — La gorge est complètement guérie, aucune ulcération; un peu de gêne peut-être du côté latéral du cou; deux ou trois petits ganglions cervicaux. Grosse amélioration de l'état général.

21 juillet 1920. — Guérison maintenue; toujours quelques ganglions cervicaux.

31 août 1920. — Le Docteur C... écrit à M. Sargnon : « M. le Docteur Arc..., continue à suivre M. C... et je crois qu'il l'a débarrassé de quelques ganglions inquiétants. Je souhaite que cela dure et que ce soit le plus beau succès que vous ayez obtenu chez lui.

21 novembre 1920. — J'ai personnellement revu le malade chez lui. Etat moral merveilleux. Santé brillante. Alerte et gai malgré ses 74 ans. A augmenté de quatre kilogs depuis un an.

A l'examen : petit ganglion comme un pois à l'angle du maxillaire inférieur droit. Quelques petits ganglions sus-claviculaire droit. Aucune gêne fonctionnelle.

Examen local. — Amygdales de grosseur ordinaire. Pas de tuméfaction; langue propre; impossibilité de reconnaître le siège de la tumeur sans avoir été averti. Cependant légère cicatrisation blanchâtre de l'ancienne amygdale droite malade.

OBSERVATION XVIII

(Drs Lannois et Sargnon). — *Cylindrome du palais et néoplasme de l'amygdale gauche. Guérison et bon état le 15 octobre 1920.*

Vach... Mélanie, 40 ans, entrée dans le service du Docteur Pallasse, à l'hôpital Saint-Pothin, le 2 décembre 1919, pour rhumatisme articulaire aigu, est envoyée à la clinique d'oto-rhino-laryngologie, pour otite moyenne sub-aiguë avec surdité à gauche depuis un an.

2 décembre 1919. — Examen. Il y a une légère gêne respiratoire à gauche et des troubles de la déglutition avec reflux des liquides par la narine droite. Ces symptômes se sont accentués.

La voix est nasonnée, la malade, depuis quatre ou cinq ans, dit être sujette au maux de gorge fréquents.

A l'examen local on constate l'existence d'une grosse tumeur, non ulcérée, ayant son maximum sur le dos du voile à gauche, descendant en bas vers l'amygdale et se prolongeant en arrière et latéralement sur la paroi pharyngée jusqu'à la trompe.

21 décembre 1919. — La malade se plaint du côté gauche. Hier soir : 40°. A l'examen : submatité de la base gauche, souffle pleurétique de la partie médiane du poumon gauche.

26 décembre 1919. — Ponction exploratrice; on retire un liquide citron (nombreux lymphocytes et globules rouges).

16 février 1920. — Dyspnée vive. Température. Ponction exploratrice : pus. Thoracenthèse : 600 grammes.

10 mars 1920. — Application de radium : 78 mlg. $RaBr^2+2H_2O$ en deux tubes (Moutet) que l'on place dans la tumeur, dans le voile du palais par une boutonnière faite dans ce dernier.

On les retire 22 heures après.

11 mars 1920. — Amélioration évidente : la tumeur a disparu, il reste encore des brûlures. Respire très bien par la narine; n'a plus de gêne de la déglutition ni regorgitation.

L'examen histologique d'un fragment de tumeur fait par M. le Docteur Bouchut dit : « Il s'agit d'une tumeur que l'on pourrait qualifier de mixte, dans laquelle, en même temps que les néo-formations épithéliales, on voit des néo-formations conjonctives consistant en bourgeons ayant subi une dégénérescence.

Peut-être pourrait-on classer cette tumeur, sous le nom de ce que certains auteurs appellent « cylindrome ». En somme tumeur épithéliale d'une malignité relative ?

18 mars 1920. — La malade sort de l'hôpital et reprend son travail.

22 mai 1920. — La malade revient dans le service. Réaction inflammatoire très vive de toute la partie gauche du voile du palais; celui-ci est rouge, tuméfié, un peu volumineux.

A la rhino, postérieure, grosse masse occupant partie gauche du naso-pharynx obstruant la trompe et la partie de la choâne gauche.

15 octobre 1920. — La malade est revenue se présenter en assez bon état, mais la moitié droite du voile paraît fortement retracté et à la rhinoscopie postérieure on constate un gonflement assez net en avant de la trompe d'Eustache. On propose à la malade une nouvelle intervention, qu'elle a refusée pour le moment.

OBSERVATION XIX

(Drs LANNOIS ET SARGNON). — *Epithélioma malpighien de l'amygdale gauche. — Guérison.*

Del... Louis, 58 ans, entre le 6 novembre 1919, pour gêne de la déglutition. Pas d'antécédents, pas de spécificité, pas éthylique, un peu de tabagisme.

6 novembre 1919. — Depuis un an a constaté de la gêne de la déglutition qui est allée en s'accentuant. Les aliments secs et surtout la viande « passaient » de plus en plus difficilement, cependant pas de regurgitations, pas de salivation. A bon appétit et dit n'avoir pas maigri.

Bonne digestion. Pas de troubles gastriques ni intestinaux. Depuis deux mois environ a constaté l'apparition d'une ulcération amygdalienne gauche occasionnant de la gêne, mais sans douleur locale ou irradiée.

A l'entrée, homme vigoureux, teint bronzé, ridé.

A l'examen, la bouche très mauvaise, dentition affreuse, les amygdales très atrophiées; à droite rien d'anormal, à gauche entre les deux piliers et empiétant sur le pilier postérieur, on constate une ulcération un peu déchiquetée, grisâtre et qui a rongé la base du pilier postérieur. Au toucher elle est dure et ne saigne pas.

Rien au pharynx; de chaque côté du cou en avant de la corne de l'os hyoïde, deux ganglions asymétriques; le gauche est un peu plus gros.

Appareil circulatoire. — Artères sinueuses et dures (temporale, radiale).

Au cœur. — Pointe dans le cinquième espace; à la palpation, vibration un peu dure de la mitrale; à l'auscultation, claquement d'ouverture de la mitrale; pas de dédoublement, pas de souffle; éclat du deuxième bruit à la base.

Les sous-clavières et la crosse aortique sont surélevées; on les sens battre derrière les clavicules et la fourchette sternale. Pouls régulier à 80'.

Poumons. — En arrière et en avant, percussion normale. En arrière, la respiration est un peu obscure; un peu d'emphysème, sans bruits surajoutés. Pas de zone d'obscurité cependant. Le malade ne tousse pas. Expectoration insignifiante. Le thorax est légèrement bombé.

Appareil digestif et nerveux : rien à signaler.

10 novembre 1919. — On fixe un tube de radium (Docteur Nogier), 50 mlg. $RaBr^2 + 2H^2O$ en transfixant le pilier antérieur gauche. Durée : 24 heures.

3 décembre 1919. — Le malade demande à rentrer chez lui. Depuis l'application de radium, il dit se trouver parfaitement bien et n'avoir aucune douleur à la digestion.

Localement, le pilier antérieur gauche a à peu près disparu, il n'en subsiste qu'une parcelle inférieure qui paraît saine à l'emplacement de l'amygdale, on voit encore un voile grisâtre. Le ganglion cervical gauche subsiste dans ses dimensions.

8 décembre 1919. — L'examen histologique d'un fragment d'amygdale fait par M. le Docteur Bouchut a donné : « Production épithéliales atypiques disposées pour la plupart en formations lobulées, contenant en leur centre, des globes cornés très net ».

Epithélioma malpighien.

OBSERVATION XX

(Drs Lannois et Sargnon). — *Epithélioma malpighien de l'amygdale droite. Deux applications de radium. — Amélioration.*

Gu..., 70 ans, aucun accident héréditaire, ni spécifique. La maladie actuelle a débuté, il y a un an environ (1918), par des douleurs de la déglutition. Il y avait en même temps une assez forte rougeur de la muqueuse buccale, phénomènes que le malade attribuait à son dentier; quatre à cinq mois après, un ganglion fait son apparition dans la région sous-maxillaire droite. Son médecin l'envoie à M. Nogier aux environs de Pâques 1919.

A l'examen, on voit une tumeur bourgeonnante au niveau de l'amygdale droite. Elle s'étend du bord antérieur de la branche montante du maxillaire inférieur à la luette. En haut, elle a envahi la portion droite du voile. En bas elle a envahi la joue et se prolonge en bas jusqu'aux gencives. Son aspect est grisâtre, sa consistance plutôt ferme. Ganglions sous-maxillaires surtout à droite volumineux, quelques-uns petits, roulent sous les doigts à gauche.

On décide une application de radium.

27 juin 1919. — On place dans la tumeur un tube contenant 42 mlg. de radium qu'on laisse en place 20 heures. Un premier essai, déchire les tissus.

3 juillet 1919. — La tumeur semble avoir diminué, mais les ganglions ont augmenté.

9 juillet 1919. — Examen histologique de la tumeur donne : « tumeur formée de masses lobulées constituées par des cellules épithéliales volumineuses du type malpighien. Au centre de ces formations lobulées apparaissent ça et là des globes cornés.

Epithélioma malpighien.

31 janvier 1920. — Application de radium : 150 m. m. g. (Nogier) en trois tubes; l'un à travers le voile, l'autre à travers la base de la langue où il y a une fissure, le troisième sous la gencive supérieure droite.

24 avril 1920. — M. Nogier a fait plusieurs séances de radiothérapie : mais le malade n'a pas été mieux. A souffert après l'application pendant huit jours. Au bout de trois semaines, le gros ganglion sous-maxillaire a augmenté de volume, a eu des douleurs vives derrière la tête au niveau de l'occiput avec prédominance à droite; elles reviennent par accès.

A l'examen, petite perforation dans le voile à droite de la luette; a la voix nasonnée. Il y a une surface exulcérée sur la face interne du maxillaire, en avant de l'amygdale, une région cicatricielle, puis une plaque recouverte d'un enduit grisâtre sur la partie antérieure de la branche montante du maxillaire; sur la face externe de la joue; elle remonte entre les bords du maxillaire et la joue. Le bord alvéolaire (il n'a plus de dents) est un peu gonflé, mais l'ulcération a totalement disparu.

Rien à la base de la langue; le malade ouvre la bouche sans difficulté. Des ganglions volumineux recouvrent l'angle de la mâchoire.

12 juin 1920. — M. le professeur Nogier écrit à M. le professeur Lannois : « Je vous envoie pour examen, M. Gu... dont l'état se maintient remarquablement satisfaisant quoique le début du traitement remonte à un an (juin 1919).

« L'association de la radiothérapie au radium me paraît avoir dans ce cas un résultat assez heureux ».

A l'examen, dans la joue à sa face interne où la muqueuse est épaissie, il existe encore en haut, derrière la branche montante, une ulcération grisâtre, anfractueuse, dure, qui ne paraît plus s'étendre.

Les ganglions du cou paraissent encore avoir diminué. Depuis la dernière visite a eu des douleurs assez vives au niveau de la joue, qui l'empêchent de dormir; très vives dans la mastication. Elles ont disparu depuis quinze jours ».

24 juillet 1920. — M. le professeur Nogier écrit : « Je vous envoie à nouveau M. Guérin, sa gorge va bien, à mon avis, mais du côté des ganglions, c'est moins bien. Il éprouve des douleurs du côté de l'oreille, il est devenu sourd à droite depuis peu. Son néoplasme semble donc s'étendre profondément et sournoisement ».

A l'examen, M. le professeur Lannois constate : « Il n'y a pas de récidive locale; mais cependant la perforation du voile a l'aspect un peu sanieux et il saigne au toucher. En arrière du maxillaire supérieur il y a une cicatrice blanchâtre, recouverte d'un enduit brun et il souffre un peu à la pression sous l'arcade zygomatique. Les mouvements du maxillaire ne sont pas gênés. Le ganglion sous-maxillaire est toujours gros et Nogier ne fait pas les rayons X à cause de la rougeur de la peau.

Il y a un peu de douleur. Il faut un cachet pour dormir tous les soirs.

30 septembre 1920. — L'ulcération amygdalienne et palatine s'étend à nouveau depuis la luette qui est épaisse, jusqu'à la base de la langue. L'ulcération entre le maxillaire et la zone est cicatrisée. Le ganglion sous-maxillaire toujours volumineux. Douleurs de tête.

3 octobre 1920. — On place deux tubes de $RaBr^2+2H_2O$ de 49 mlg. chacun; ils sont introduits par un seul orifice dans le gros ganglion cervical, avec deux tubes trocarts. On les laisse 24 heures. Injection de 5 cm³ d'électrocuprol tous les deux jours.

4 octobre 1920. — Un tube trocart de $RaBr^2+2H_2O$ de 49

mlg. dans l'ulcération amygdalienne. Il est fixé à la muqueuse environnante par un lien. On le laisse 24 heures.

6 octobre. — Léger œdème. Réaction consécutive.

OBSERVATION XXI

(Drs LANNOIS ET SARGNON). — *Néoplasme du pilier postérieur droit et de la moitié correspondante du voile, puis de l'amygdale. Deux applications de radium. — Pas de récidive locale. Mort un an après par généralisation.*

M. Lo..., 59 ans, envoyé par M. le Docteur Le Couteur (Brest); début en mars-avril 1919 par un peu de gêne de la déglutition. Quelque temps après on constate une ulcération limitée au pilier postérieur droit et à la moitié correspondante du voile membraneux, empiétant légèrement sur la luette; pas de ganglions. Le malade est déprimé par la perte d'un fils au front.

Aucun accident spécifique. Wassemann négatif.

Mai 1919. — Double application de rayons X sur la région sous-maxillaire des deux côtés.

Fin août 1919. — Aggravation notable. L'ulcération a gagné sur le voile et sur la luette, l'amygdale est atteinte et creusée d'une anfractuosité à son pôle supérieur, pas d'adénopathie. Etat général satisfaisant; douleurs plus vives qu'au début.

Une prise a été faite et un examen histologique a démontré qu'il s'agissait d'un épithélioma.

3 septembre 1919. — Application de deux tubes de radium, contenant 30 mlg.; 4 de $RaBr^2+2H^2O$ (Nogier) engainés dans du caoutchouc. Il a été maintenu en place par un fil sans fin naso-buccal. Durée de l'application : 10 heures.

29 janvier 1920. — Le résultat a été très remarquable. Disparition rapide et totale que le médecin traitant, traite de « merveilleuse ».

Il y a cependant une petite ulcération douteuse sur le bord de la luette, le malade vient se présenter à nouveau. Il n'existe plus rien du côté du voile, ni de l'amygdale mais il existe une petite ulcération à la racine de la luette du côté gauche.

De plus il existe du côté du pilier postérieur droit et à sa partie inférieure une petite masse dure qui paraît légèrement exulcérée si on frotte la muqueuse à ce niveau. Ganglions peu volumineux, mobile derrière le maxillaire à droite; le malade se plaint de son estomac et maigrit; le médecin traitant craint qu'il ne s'agisse d'un néoplasme du pylore.

15 février 1920. — On applique un tube de radium à parois de palatine de 5mm engainé dans du caoutchouc. Dose : 50 mlg. 79 de $RaBr^2 + 2H^2O$ (Nogier). Durée : 8 heures.

Les jours suivants on fait deux applications de radiothérapie sur les ganglions rétro-maxillaire.

Mai 1920. — M. le Docteur Le Couteur de Brest écrivait : « le pharynx continue à être en excellent état; le malade ne souffre plus; il est gêné cependant par la rétraction cicatricielle assez marquée et qui gêne la parole. Aucune récidive du côté du pilier, ni du voile. De temps à autre un peu de douleurs névralgiques. Etat général bon.

15 novembre 1920. — Ce jour M. le Docteur Le... écrit : « la cachexie a fait des progrès rapides pendant les vacances et il est probable qu'il y a eu une métastase du côté de l'estomac. Le malade est mort en août dernier.

OBSERVATION XXII

(Drs Lannois et Sargnon). — *Epithélioma à globes cornés de l'amygdale, pilier postérieur, naso-pharynx. — Amélioration. En traitement.*

M. Coq... tumeur ulcérée épithéliomateuse de l'amygdale, du pilier postérieur et du naso-pharynx à gauche avec ulcération amygdalienne et rétro-amygdalienne droite. Il a déjà eu une application de radium par le Docteur G... sous forme de sels collés.

Février 1920. — Application de radium par tubes de caoutchouc sans fin à droite et à gauche en contact simple, sans pénétration intra-humorale (radium Bérard); un tube de 50 mlg. $RaBr^2 + 2H^2O$ est mis à gauche, un de 25 mlg. à droite. Ils sont laissés dix heures.

Mars 1920. — Vingt jours après, les plaies qui étaient très sanieuses sont bien détergées, le gonflement du naso-pharynx gauche est très diminué, la surdité gauche persiste. Persistance de névralgie faciale gauche, rayons X sur le ganglion carotidien gauche; en traitement. Le diagnostic histologique du laboratoire de M. Bérard dit : « Epithélioma à globes cornés ».

OBSERVATION XXIII

(Drs Lannois et Sargnon). — *Epithélioma ulcéré du voile, pilier postérietr et amygdale gauche. — Amélioration. En traitement.*

M. Chamb..., 60 ans, sans antécédents.

7 février 1920. — Entre dans le service de M. le professeur Bérard, tumeur de la bouche depuis cinq mois, un peu dur d'oreille à gauche depuis trois mois, ulcération néoplasique, d'aspect épithéliomateux envahissant le voile, le pilier postérieur et l'amygdale à gauche; induration ganglionnaire sous angulo-maxillaire gauche, dysphagie, amaigrissement.

1er mars 1920. — Application d'un tube de 50 mlg.

$RaBr^2 + 2H_2O$ laissé 24 heures, par un caoutchouc sans fin naso-buccal; pas de pénétration dans l'intérieur de la tumeur, ce qui aurait été impossible dans ce cas.

Dysphagie diminuée, voix meilleure, malade en traitement.

OBSERVATION XXIV

(Drs Lannois, Arcelin, Gouilloud, Sargnon). — *Néoplasme de l'amygdale et des piliers. — Grande amélioration.*

Aub... entré, le 1er mars 1920, à l'hôpital Saint-Joseph pour troubles de la déglutition. Il y a 18 mois a ressenti des maux de gorge. Des poussées aiguës apparurent trois fois en deux mois. Le malade mange facilement : il y a un an et demi : 66 kilogs. Actuellement : 53 kilogs. Pas de spécificité.

A l'examen, en faisant ouvrir la bouche au malade on ne distingue pas d'altérations de la bouche car l'examen est très difficile à cause du trismus.

On pratique l'examen sans anesthésie et en s'aidant d'un écarteur, on constate la présence d'une tumeur de l'amygdale gauche, qui forme une masse grisâtre, anfractueuse.

A la palpation, ganglions indurés de la région sous-maxillaire gauche et de la région carotidienne. Poumons, cœur, pouls : normaux.

Le trismus est très marqué, surtout la nuit déclare le malade et s'accompagne d'un écoulement de salive à peu près continuel, « je bave » dit le malade.

12 mars 1920. — Passage d'une sonde fine naso-buccale, sous anesthésie locale avec l'emploi de l'écarteur de mâchoire, au niveau de l'amygdale un fil sans fin dans le pilier et serré sur les tubes, applique ceux-ci sur la tumeur. Dose 60 mlg. ($RaBr^2+2H^2O$) (Arcelin). Durée : 24 heures.

25 mars 1920. — Le trismus est toujours le même. Actuellement cessation de la brûlure dans la gorge. Amélioration notable de l'état général.

L'état de la gorge est satisfaisant.

20 novembre 1920. — J'ai vu personnellement le malade. Etat général très bon. Ancien strismus disparu, mais la mâchoire inférieure est paralysée. Une dizaine de gros ganglions du côté du cou. Suppuration. Masse ganglionnaire du côté de la clavicule.

Côté gauche de la joue un peu enflé. Inflammation buccale.

Etat à surveiller.

OBSERVATION XXV

(Drs Lannois et Sargnon). — *Néoplasme de l'amygdale linguale, des replis glosso-pharyngien, de l'amygdale palatine. Radium. Grande amélioration, puis récidive. Refuse deuxième application. Mort.*

But..., 50 ans, entré le 30 mai 1919 à la clinique d'oto-rhino-laryngologie. Début en juillet 1918 par sensation de grosseur dans la gorge et gêne pour avaler, mais n'a consulté qu'en janvier.

Langue immobilisée, rouge, ulcération descendant sur le repli glosso-pharyngien; l'amygdale est grosse mais un fragment prélevé à son niveau ne montre pas de cancer (Docteur Bouchet), mais seulement de la réaction inflammatoire au contact du néoplasme lingual. Le 6 juin, application de 3 tubes contenant 108 mlg. (Mme Moutet), un dans l'amygdale, un autre dans le repli glosso-amygdalien, le troisième dans le tissu lingual lui-même : durée : 30 heures. Très rapidement, amélioration des douleurs; au bout d'un mois il revient, tirant très facilement la langue, qui ne présente plus qu'une légère fissure; mais, à sa dernière visite, le mois suivant, la langue est à nouveau immobilisée et les douleurs ont reparu. Il refuse toute nouvelle intervention et succombe quelques mois après.

OBSERVATION XXVI

(*Observation inédite, due à l'obligeance de M. le professeur* LANNOIS). — *Epithélioma spino-cellulaire de l'amygdale droite.* — *Amélioration.*

M. Dau..., 63 ans, est envoyé par le Docteur Angibaud, le 13 juin 1920, à M. le professeur Lannois.

A commencé à souffrir au mois de janvier en avalant et a cru qu'il s'agissait de ses dents toujours mauvaises. Il en fait enlever plusieurs. Il est vu pour la première fois par le Docteur Angibaud au commencement de juin. Celui-ci lui fait enlever encore des chicots. Fait des applications de bleu de méthylène et trois injections intra-veineuses de mésothorium à 1 microgramme par cm^3. Amélioration de l'état général et augmentation de l'état général de 3 kilogs.

Il présente un énorme néo de l'amygdale droite qui est creusée d'une grande cavité pleine de débris grisâtres et sanieux. L'infiltration occupe tout le voile à droite, s'étend jusqu'à la luette, a gagné la paroi latérale de la branche montante du maxillaire, ainsi que le rebord gingival inférieur. Ulcération sur le bord droit de la langue, venant jusqu'à 4 cm. de la pointe; et une grosse induration de la base qui ne se voit pas facilement, mais qu'on sent bien au doigt et plus forte à droite. La langue est complètement fixée sur le plancher. La déglutition difficile et douloureuse. Pas de ganglions nets.

17 juin 1920. — Application, avec M. le Docteur Jacod, de trois tubes faisant ensemble 180 mlg.; 2 de radium (Nogier), un tube de 65,4 mlg. de $RaBr^2+2H^2O$ (Nogier) est introduit à la base de la langue à droite par une incision sous-hyoïdienne. Un tube de 65,4 mlg. de $RaBr^2+2H_2O$ (Nogier) est introduit dans la cavité amygdalienne à travers le voile et fixé par suture à la muqueuse.

Un tube de 49,8 est introduit dans le bord droit de la langue, après chemin frayé au trocart et fixé par suture à la langue. Enlèvement des tubes après 24 heures. Le malade a eu un accès de dyspnée à 11 heures du soir et en a encore eu un deuxième en regagnant sa chambre.

29 juillet 1920. — On note que l'ulcération amygdalienne a totalement disparu, ainsi que l'ulcération de la langue dans sa partie antérieure. A la partie postérieure de la langue il y a encore une ulcération avec un aspect un peu grisâtre. Guérison totale au niveau de la joue et du maxillaire; à la base de la langue, à gauche, on sent encore une tuméfaction et la langue est toujours fixée au plancher. La petite plaie opératoire n'est pas encore fermée. Le malade se « félicite de ne plus souffrir en avalant », il se plaint seulement du volume de sa langue et de son immobilité. Petits ganglions du côté du cou.

31 juillet 1920. — On reçoit de M. le Docteur Martin, l'examen histologique d'un fragment d'amygdale : la préparation comporte : « 1° un épithélioma de revêtement du type malpighien muqueux avec hyperplasie portant surtout sur la couche de malpighi avec un point en voie d'ulcération; 2° au-dessous une nappe de tissu lymphoïde infiltrée par des boyaux épithéliomateux petits et arrondis le plus souvent, comprenant parfois à leur centre, un gros globe épidermique.

A signaler, abondante vascularisation d'apédèse active, abondance de petits points représentant la dégénérescence nucléaire des cellules lymphatiques.

A mesure que l'on s'éloigne de la périphérie et en dehors

de la zone lymphoïde, on trouve des boyaux cancéreux envahis par les polynucléaires et parfois même entièrement désagregés par eux.

La constitution de ces boyaux cancereux est celle des cancers malpighiens lobulés à globes épidermiques. Type dit : « spino-cellulaire ».

7 septembre 1920. — Pas de récidive au niveau de l'amygdale, du voile et de la joue. Il ya toujours une ulcération transversale à la base de la langue qui continue à être fixée sur le plancher et atrophié à droite.

Il continue à avaler d'une façon satisfaisante et ne se plaint que d'une douleur lancinante allant de la région sous-maxillaire droite à la pommette; douleur irrégulière et de courte durée.

OBSERVATION XXVII

(Observation inédite due à l'obligeance de M. le professeur Lannois). — *Epithélioma du type malpighien débutant au niveau de la gencive — branche inférieure du maxillaire-joue. — Amygdale. — Guérison complète actuelle.*

Bou... che... Ernest, 63 ans, entre le 8 mars 1920, à l'hôpital pour tumeur de la mâchoire inférieure. L'affection actuelle a débuté il y a trois mois par des difficultés de la mastication qui est devenue douloureuse du côté gauche. Au bout de quelque temps apparition d'une petite tumeur à la gencive très douloureuse à la pression. Otalgie.

A l'examen : léger gonflement de la région de l'amygdale, de l'angle du maxillaire, non douloureuse à la pression. Petit ganglion sous-maxillaire. Haleine très fétide.

A l'examen de la cavité buccale on constate sur l'extrémité supérieure de la gencive inférieure gauche, gagnant sur la branche montante du maxillaire inférieur, une tumeur ulcérée qui a creusé une petite cavité entre la gencive et la joue. Le fond de l'ulcération est rempli de débris blanchâtres.

10 mars 1920. — Prélèvement d'un petit fragment qui est envoyé au laboratoire.

11 mars. — L'examen histologique de M. le Docteur Bouchet conclu à un épithélioma du type malpighien.

18 mars. — Application de deux tubes de radium de chacun 25 mlg. $RaBr^2 + 2H^2O$ (MM. Cluzet et Badin). Des tubes sont insinués sous la muqueuse, engainé de caoutchouc. Celui de la partie antérieure n'est qu'à demi enfoui, de manière que sa moitié antérieure repose sur la partie horizontale du maxillaire inférieur qui est ulcérée, dans la portion qui correspond à la dent de sagesse (non sortie ou enlevée). Les deux tubes sont fixés par un fil de soie à la muqueuse.

19 mars. — Les tubes sont enlevés après 24 heures, un fragment est prélevé et envoyé au laboratoire : même diagnostic que la première fois.

25 mars. — Le malade demande à sortir; il présente encore des traces nettes de brûlure et une surface ulcérée assez grande, un peu de douleur (un nouveau fragment est prélevé).

15 avril. — Aucune trace de la tumeur; la région de la branche montante et celle qui correspond à la dent de sagesse a un aspect cicatriciel ainsi que la face interne de la joue. A ce niveau une petite tache rosée, large comme une grosse lentille, qu'il faudra surveiller; elle n'est pas ulcérée.

23 septembre 1920. — Depuis huit jours, le malade se plaint de la gêne pour avaler. On constate une ulcération recouverte d'un enduit blanchâtre, commençant à l'insertion du pilier antérieur allant à la région maxillaire. Elle s'enfonce du côté de l'amygdale et a l'étendue d'une pièce de un franc. La région de la dent de sagesse et de joue paraît indemne. Toutefois la muqueuse de la joue au niveau de l'angle du maxillaire est un peu tuméfiée et il y a un léger œdème de la luette.

1er octobre 1920. — Application de 55 mlg. de $RaBr^2 + 2H_2O$ (Nogier) au moyen d'un tube trocart que l'on enfonce d'avant en arrière dans la région amygdalienne et la partie ulcérée de la joue. La tumeur est transfixée.

Retrait du radium : 22 heures après.

16 novembre. — Guérison complète, toute la surface de l'ancien néoplasme est recouverte d'une cicatrice fibreuse, blanche, d'aspect nacré. La muqueuse de la joue est très légèrement tuméfiée sans infiltration apparente. N'a plus de douleur, mange facilement. De temps à autre, rarement, plusieurs fois par jour, une lancée névralgique dans la face.

OBSERVATION XXVIII

(*Observation inédite due à l'obligeance de M.* Sargnon). — *Epithélioma spino- cellulaire de l'amygdale. — Amélioration.*

Elsen..., entre à l'hôpital Desg..., le 18 mars 1920. Malade depuis 6 mois, pas de spécificité, 65 ans, voix enrouée. Ulcération végétante fétide de l'amygdale droite et des deux piliers avec destruction de l'attache médiane du pilier antérieur.

A l'examen laryngé, on constate de l'immobilité avec gonflement de l'hémi-larynx gauche côté opposé à la lésion amygdalienne. Il existe du bourgeonnement au niveau de la portion sus-glottique. Un fragment de la région droite est pris pour biopsie.

20 mars 1920. — Application de radium : 120 mlg. $RaBr^2 + 2H_2O$ en deux tubes placés côte à côte par voie buccale dans l'intérieur du pilier antérieur de l'amygdale et du pilier postérieur droit et fixés par un caoutchouc sans fin nasal. Durée : 24 heures.

48 heures après la dysphagie est très diminuée.

Le 3 avril 1920. — Sort de l'hôpital et rejoint son corps.

L'aspect de la tuméfaction néoplasique s'est profondément modifiée; les piliers, l'amygdale sont nets; la joue est souple, les deux ulcérations se sont nettoyées; la luette pend sur la ligne médiane sans œdème et bordée d'un petit liseré blanchâtre. Il existe encore un léger degré de dysphagie, mais dit le malade bien moins marqué qu'auparavant.

15 juin 1920. — Revient à la consultation. Bon état général, le malade a bon appétit, n'a pas de gêne de la déglutition. Le malade éprouve seulement un peu de gêne, quand les aliments franchissent la bouche de l'œsophage, il est obligé de faire plusieurs mouvements de déglutition. Pas d'enrouement, le timbre est seulement un peu aigu, pas de voix bitonale.

Examen pharyngoscopique. — Aucun œdème, la luette pend exactement sur la ligne médiane; pas de congestion, la loge amygdalienne n'existe plus; à son niveau la muqueuse est grisâtre, un petit bourgeon régulier s'élève au niveau de la partie inférieure de la loge.

Examen laryngoscopique. — Au niveau de la corde vocale gauche un bourgeon étendu dans toute la longueur de la corde. A hospitaliser.

11 août 1920. — Douleurs de la déglutition; il existe à l'union des portions mobiles et fixes de la langue, une ulcération grisâtre, comme une pièce de deux francs. Pas d'induration au toucher, il s'agit sans doute d'une brûlure au radium.

Laryngoscopie. — Bourgeon néoplasique visible entre la base de la langue et l'épiglotte surtout à droite. Deux masses ganglionnaires carotidiennes, bilatérales.

Bon état général.

16 septembre 1920. — La tumeur amygdalienne droite a totalement disparu; la tumeur laryngée gauche et de la gouttière s'est accrue notablement, surtout du côté de la gouttière gauche. Immobilité de l'hémi-larynx gauche. Un ganglion biatéral sous-angulo-maxillaire mobile, mais nettement néoplasique assez gros, ayant apparu il y a peu de temps.

L'examen histologique du Docteur Dunet, donne : « Epithélioma spino-cellulaire ».

A reprendre la radiothérapie et si possible le radium.

5 octobre 1920. — L'amygdale droite n'a pas récidivé, mais il y a une grosse tuméfaction de la gouttière pharyngo-laryngée gauche avec envahissement pré-épiglottique gauche. Il y a une vaste ulcération de la base de la langue. Anesthésie locale d'infiltration, incision sous-hyoïdienne, dilacération des aponévroses supérieures et profondes, décollement médian intra-musculaire à la sonde cannelée et au doigt. Pas d'hémorragie, on sent très bien l'ulcération linguale qui est à quelques millimètres du doigt mis dans la plaie (toucher bi-digital) mise en place d'un tube (Dr Arcelin) de 60 mlg. $RaBr^2 + 2H^2O$ bien au niveau du dos et de la base de la langue.

Le tube est entouré de caoutchouc et fixé à la peau. Pansement. En traitement.

OBSERVATION XXIX

(*Observation inédite due à l'obligeance de M. le Docteur* Sargnon). — *Epithélioma à globes cornés du voile du palais. — Amélioration.*

Le malade Jean... est vu à l'hôpital Desg..., par M. le Docteur Sargnon, en mai 1920. La maladie a débuté par le tableau clinique habituel, il y a plusieurs mois.

Le voile, la luette, les gouttières pharyngées et les piliers ainsi que la partie la plus reculée de la voûte palatine, offrent un aspect volumineux, rouge, avec de petites ulcérations surtout au niveau des piliers et de la base de la luette. Dysphagie, pas de ganglions, le malade a maigri.

Examen histologique pratiqué par le Docteur Dunet, donne : « Epithélioma à globes cornés ».

7 juin 1920. — Application de deux tubes de radium au niveau des piliers antérieurs. L'un des tubes traverse le pilier antérieur gauche. Doses : 85 mlg. $RaBr^2+2H^2O$. Durée : 24 heures.

9 juin 1920. — Le malade accuse un soulagement net et déclare avaler sans difficulté.

Le 19 juin 1920. — Sorti pour convalescence d'un mois. Ce jour-là au point de vue subjectif, le malade ressent une grande amélioration; il avale bien. Au point de vue objectif, la région du voile du palais et du pharynx présente une diminution notable de la tuméfaction. Un exsudat grisâtre de brûlure superficielle, causée par le radium est reparti sur toute la surface muqueuse, principalement au niveau des angles formés par les piliers antérieurs et la base de la luette; ces lésions de cautérisation en surface qui s'étendent jusqu'au milieu de la voûte palatine sont beaucoup moins marquées au niveau de la paroi postérieure du pharynx.

Ganglion perceptible sur le sterno-mastoïdien.

On fait des séances de radiothérapie.

5 août 1920. — Infiltration de la luette en arrière et un peu du côté naso-pharynx.

Le malade souffre beaucoup pour avaler les liquides.

Mise en place le 60 mlg. de $RaBr^2+2H^2O$ filtré par argent et caoutchouc. Le tube est mis en place en oblique, derrière la luette par voie naso-pharyngée et caoutchouc sans fin. Un des bouts de caoutchouc passe par la narine gauche et l'autre autour de l'oreille gauche. Durée : 24 heures.

22 septembre 1920. — Le malade a maigri, grosse dysphagie; il mouche beaucoup; otalgie, vertiges.

La luette est tombée, mais il y a au niveau et en arrière des masses de néoplasme, des parties sphacélées, remontant jusqu'à l'origine des trompes.

De petits ganglions sous-angulo-maxillaires et latéraux.

On reprend la radiothérapie et on propose le radium.

5 octobre 1920. — La luette néoplasique est tombée, envahissement de la région des deux amygdales surtout en arrière de la voûte palatine en arrière encore; la région juxtatubaire est envahie des deux côtés. On met un tube de radium de 65 mlg. $RaBr^2+2H^2O$ (Dr Arcelin) engaîné dans le caoutchouc, dans chaque narine. Il est relié par la bouche par un fil destiné à la rendre plus fixe et à permettre l'extraction.

OBSERVATION XXX

(*Observation inédite due à l'obligeance de M. le professeur* LANNOIS). — *Néoplasme de la base de la langue. — Guérison.*

Rus..., 63 ans, entre à l'hôpital le 25 janvier 1920. Envoyé pour néoplasme de la base de la langue. Rien à signaler comme antécédents.

Le début de l'affection actuelle remonte au mois d'octobre. Le malade commença à ressentir, au moment des repas, des douleurs à la déglutition.

A l'examen, on est en présence d'un malade non amaigri, au teint coloré. On constate une petite tumeur sur le pavillon de l'oreille recouverte d'une croûte jaunâtre, qui date de un an et demi et occasionne des douleurs assez vives.

Rien à signaler à l'examen de tous les appareils.

Le malade a l'haleine fétide. La palpation de la région sous-maxillaire révèle l'existence de quelques petits ganglions, un peu douloureux à la pression.

Examen local. — Sur la base de la langue, masse rouge, bourgeonnante, prédominante à droite.

Néoplasme de l'amygdale linguale gagnant un peu l'amygdale droite et s'étendant dans les masses musculaires; la langue est mobile.

29 janvier 1920. — Application de radium. 100 m. m. g.

de $RaBr^2 + 2H^2O$ en deux tubes (1 tube de 50 mlg. et 2 tubes de 25 mlg. sans tubes de caoutchouc.

Le tube de 50 mlg. (Nogier) a été placé près de la ligne médiane en pleine tumeur après ponction au trocart.

Les tubes de 25 mlg. ont été placés dans la tumeur de la même façon à l'union de la langue et de la région amygdalienne droite. Le malade tire facilement la langue, ce qui permet de ponctionner la tumeur de part en part et de placer les tubes sans fixation à la muqueuse.

1er février 1920. — L'examen histologique d'un fragment de tumeur fait diagnostiquer : « Epithélioma malpighien (Formation épithéliale, consistant en lobules épithéliaux, avec quelques globes cornés).

20 septembre 1920. — Le malade vient se montrer.

Aucune trace de néoplasie. L'état général est très bon. Aucun signe fonctionnel. Gros ganglion carotidien, droit, mobile.

Rien à la base de la langue; la partie inférieure vue au miroir est également indemne. Il y a une amygdale assez grosse à sa partie inférieure, mais d'aspect normal. La partie supérieure de l'amygdale a disparu et il y a une encoche assez nette dans le voile du palais.

OBSERVATION XXXI

(*Observation inédite due à l'obligeance de M.* Sargnon). — *Epithélioma à globes cornés de la base de la langue. Radium. (voie sus-hyoïdienne). — Etat amélioré. — En traitement.*

Ma... tre, 40 ans, cultivateur, se présente chez M. le Docteur Sargnon, le 26 février 1920.

A l'examen, langue très saburrale; dents très sales, le

malade a peu de soins de sa personne. Immobilité de la langue qui est très douloureuse. Adénopathie bilatérale sous-angulo-maxillaire légère. Malade pusillanime. « Néoplasme de la base de la langue ».

A déjà eu plusieurs applications de radium. Radiumdermite au niveau du cou. Application d'un tube par intermittence au contact de la base de la langue par le malade lui-même. Pas d'amélioration.

26 juillet 1920. — Le malade, sous les conseils de M. Sargnon, accepte une intervention.

Application de deux tubes de 67 mlg. ($RaBr^2+2H^2O$) chacun, mis ensemble, filtrés par du plomb par voie sus-hyoïdienne; par une boutonnière cutanée, effondrement aponévrotique et musclaire avec la pince hémosiatique et le doigt; on passe sans hémorragie et on sent sous la base de la langue à gauche, son instrument séparé de la bouche, par une ulcération large, sanieuse, durâtre; mise en place des deux tubes laissés 24 heures.

2 août 1920. — Les douleurs ont disparu, l'état général s'améliore, le malade reprend courage. A noter crachats rouillés.

L'examen histologique d'un fragment prélevé et envoyé à M. le Docteur Dunet, donne : « Epithélioma à globes cornés ».

12 août. — Le Docteur Gu... son médecin traitant écrit à M. le Docteur Sargnon « La cicatrisation de la petite plaie s'est faite très simplement, mais l'état général du malade est lamentable. Il maigrit de jour en jour. Il me dit beaucoup souffrir de son ulcération de la base de la langue. Il a une salivation continuelle. En outre j'ai constaté un ganglion assez gros sous l'angle du maxillaire inférieur droit (côté opposé à celui de l'ulcération). Quelques filets de sang dans les crachats ».

Septembre 1920. — Le malade écrit à M. le Docteur Sargnon : « Ma situation est toujours la même. Je souffre toujours, je m'aperçois depuis quelques jours que j'ai un bouton sur la langue et qui me fait mal quand j'avale même la liquide. Il me tarde de revenir vous voir pour me faire du bien ».

En traitement.

. . . .

OBSERVATION XXXII

(*Observation inédite due à l'obligeance de M. le professeur* Lannois). — *Néoplasme de la moitié gauche du voile; de la partie supérieure du pilier antérieur; tout le pilier postérieur et moitié gauche de la luette.*

M. Bou... François, 66 ans, est envoyé par le Docteur Blin, le 5 mai 1920, qui commença, il y a six mois, a avoir mal à la gorge; alcoolique-fumeur; se plaint de brûlures du côté gauche quand il avale surtout les liquides. Il consulta plusieurs médecins de Chambéry qui essayèrent le traitement mercuriel, des applications de bleu de méthylène et arsénobenzol. Il se présente avec une grande ulcération *qui occupe la moitié gauche du voile, la partie supérieure du pilier antérieur, tout le pilier postérieur et descend sur la moitié gauche de la luette jusqu'à la pointe.* Ce qui reste d'amygdale est ulcéré et anfractueux. Petit ganglion dans les régions sous-maxillaire comme une petite bille, perdu dans la graisse, nettement mobile.

Le 26 mai 1920. — Application d'un tube de $RaBr^2 + 2H_2O$ de 48 mlg. (Mme Moutet), engainé dans du caoutchouc. On fait une incision dans le pilier antérieur et on introduit le tube à travers l'amygdale, de façon qu'il passe comme un pont au-dessus de la loge amygdalienne et que son extrémité libre, vient s'appuyer sur le milieu de la luette. Il est fixé à la muqueuse par des fils à ses deux extrémités.

28 mai 1920. — Application de rayons X par M. le Docteur Coste. Deux séances avec filtre 25/10; dose, 6 H. environ par séance.

6 juillet 1920. — Amélioration équivalente à une guérison. La surface ulcérée a totalement disparu. La luette est encore un peu infiltrée et à son union avec le voile, il y a trois petits éléments rouges, gros comme des têtes d'épingles, non ulcérés, dans l'épaisseur de la muqueuse. La brûlure du radium a duré 15 jours environ. Il se trouve très bien, n'a aucune gène; peut tout avaler.

Séance de radiothérapie chez M. le Docteur Coste sur le ganglion qui persiste.

12 août 1920. — Continue à se trouver très bien. Cependant on constate à la base de la luette, une petite ulcération superficielle, arrondie, de 3 à 6mm de diamètre, empiétant sur la ligne médiane.

15 septembre 1920. — L'ulcération s'est élargie, elle dépasse la ligne médiane et s'insinue entre les piliers. On propose une nouvelle application de radium au malade, qui ne s'y décide que le 13 octobre.

13 octobre 2920. — L'ulcération a continué à sélargir sur le pilier postérieur. Application d'un tube de 49 mlg., 6 de $RaBr^2 + 2H_2O$ (Nogier) dans les mêmes conditions que la première fois Durée : 22 heures.

Cette deuxième application n'a pas eu de résultats favorables car à la date du 9 novembre, on note :

9 novembre 1926. — Deux jours après l'application a pris des douleurs à forme de névralgies faciales qui n'ont pas cessé depuis. De plus il souffre au niveau du palais quand il avale; empâtement péri-ganglionnaire au niveau du cou. Cependant le ganglion n'est pas plus volumineux et reste mobile.

Cette aggravation des symptômes, correspond à un état moins satisfaisant de l'aspect local. Le pont du pilier antérieur, en avant et en dedans de l'ouverture qui a donné passage au tube a sauté et laisse voir, au niveau de l'amygdale, une ulcération anfractueuse recouverte d'un magma grisâtre; par contre toute la partie du voile jusqu'à la ligne médiane est cicatrisée.

26 novembre 1920. — Cette aggravation des symptômes n'a été que passagère car le Docteur Vincent écrit à cette date : « Je viens de voir M. B...; la vaste ulcération du voile du palais qu'il présentait au commencement de novembre, paraît sérieusement améliorée. Le voile est perforé et deux brides persistent au niveau de la perforation formant un pont entre les deux bords de l'excavation; ces deux brides paraissent être des tissus normaux. Toute la partie gauche de l'excavation est parfaitement nette et n'est recouverte d'aucun débri sphacélé; d'anciens exsudats, etc ».

La partie droite est recouverte d'une croûte grisâtre, adhérente au fond de l'excavation, mais se laissant détacher. Il n'y a pas d'ulcération au-dessous et l'attouchement ne fait pas saigner. Seule la partie antéro-inférieure au voisinage du pilier postérieur a un aspect légèrement framboisé, sanguinolent.

Le toucher produit une douleur otalgique. Le ganglion sous-maxillaire m'a paru nettement moins volumineux et moins douloureux. L'état général est bien amélioré; se plaint beaucoup moins de dysphagie.

Je crois donc que la deuxième application a été favorable.

OBSERVATION XXXIII

(*Observation inédite due à l'obligeance de M. le professeur* Lannois). — *Epithélioma pavimenteux lobulé, amygdale gauche. — Amélioration et mort six mois après.*

H. Flo...ch..., 44 ans, est envoyé à M. le Professeur Lannois par M. le Docteur Mignard de Brest.

20 mars 1920. — Le malade nous dit qu'étant en permission en janvier 1918, il eut pour la première fois mal à la gorge; depuis il ressentit une petite douleur à gauche en buvant du vin aux premières gorgées. Il ne s'en préoccupa point. A part ce fait, rien d'anormal dans son état.

Les premiers jours de décembre 1919, il eut une nuit de violentes douleurs en arrière du maxillaire; apparition d'une grosse glande qui fut ouverte trois jours après et donna accès à du pus et guérit en dix ou douze jours; mais le ganglion persista et M. le Docteur Le Couteur qui le vit, il y a trois semaines, lui fit faire une séance de radiothérapie.

En ce moment on constate de la radiodermite dans la région cervico-mastoïdienne.

A l'examen. — Ulcération de l'amygdale gauche : il y a une petite saillie de la glande entre l'angle supérieur des deux piliers qui sont légèrement envahis; le pôle inférieur de l'amygdale est creusé. Le pilier antérieur est gonflé et envahi très légèrement. Il est très adhérent à l'amygdale. Il ne paraît rien y avoir sur la paroi pharyngée.

Grosse masse ganglionnaire derrière l'angle du maxillaire, non mobile, rouge, violacée, avec cicatrice en arrière. La mâchoire s'ouvre difficilement à cause du ganglion.

Une note de M. le Docteur Lec... dit : « Tumeur de l'amygdale gauche. Biopsie : fixation rapide à l'alcool : épithélioma pavimenteux lobulé.

24 mars 1920. — Application de deux tubes de radium (Mme Moutel); un tube de 48 mlg., qui passe à travers le pilier antérieur, traverse la cavité amygdalienne et se place dans la paroi postérieure; l'autre de 30 mlg. est fixé dans la tumeur a sa partie inférieure; tous les deux sont engainés dans du caoutchouc et fixés par un fil à la muqueuse et au pilier du côté externe. Durée de l'application : 24 heures.

3 avril 1920. — Le malade continue à souffrir au niveau du ganglion et a deux jours de fièvre élevée (39,2 et 40°). Application dans le ganglion, sous anesthésie locale, du tube de radium de 50 mlg. $RaBr^2+2H_2O$ (Nogier). Incision sous anesthésie locale de la peau et de l'aponévrose, ponction avec un trocart; on enfouit le tube a nu. Durée de l'application : 24 heures.

13 avril 1920. — Le malade repart en bon état; il n'y a plus trace de l'ulcération amygdalienne, le pilier postérieur est encore un peu blanc ainsi que les deux trous de passage des tubes dans le pilier antérieur.

A toujours de la difficulté à avaler, mais ouvre la bouche presque complètement. Le ganglion est encore assez gros, un peu violacé en arrière, mais nettement diminué, mobile sur les plans profonds.

Il tousse depuis quatre ou cinq jours et crache. Rien aux poumons. Paraît avoir pris un peu froid.

6 août 1920. — Son médecin traitant, M. le Docteur Mignard, de Brest, écrit : « Dès son retour à Brest, M. Fl...ch... est venu se faire examiner et j'avoue que j'ai été littéralement émerveillé de la disparition complète de l'ulcération amygdalienne, de la souplesse des piliers et de l'aspect tout à fait normal de la muqueuse de la loge amygdalienne. L'état général était aussi amélioré et malgré les ganglions sous-maxillaires toujours très induré j'ai eu une lueur d'espoir. Mon optimisme a dû cesser : les douleurs qui n'avaient jamais complètement cessé sont devenues de plus en plus violentes à mesure que grossissait le ganglion. Actuellement ce ganglion est du volume du poing; il est dur, adhérent aux plans profonds et immobilisable. L'état général est médiocre, l'appétit nul, la diarrhée fréquente. Rien au cœur et aux poumons, vomissements, vertiges, serait-ce l'envahissement du cervelet par le néoplasme ?

20 novembre 1920. — M. le Docteur Lecouteur de Brest, confrère de M. le Docteur Mignard nous écrit : « M. Fl... ch..., client du Docteur Mignard, est décédé en octobre, la tumeur avait évolué extérieurement et formait une grosse masse cervicale ulcérée.

RÉSULTATS

La série d'observations que nous venons de publier va nous permettre de voir, en même temps que les résultats obtenus, les doses de $RaBr^2 + 2\ H^2O$ qui ont été employées et leur durée d'application :

Ob. I. — Radiumthérapie le 14 janvier 1916. — Quantité : 98 mlg. $RaBr^2 + 2H^2O$. Durée de l'application : 14 heures. — Intensité d'irradiation 98 × 14 = 13.75. — Quelques séances de rayons X. — Guérison jusqu'en 1919. — Mort en 1920 par cachexie.

Obs. II. — Radiumthérapie le 12 mars 1916. — Quantité : 98 mlg. $RaBr^2 + 2H^2O$. — Durée : 14 heures. — Intensité : 98 × 14 = 13.75. — Radiothérapie. Amélioration passagère. — Mort en 1917 par cachexie.

Obs. III. — Radiumthérapie le 10 avril 1916. — Quantité : 60 mlg. $RaBr^2 + 2H^2O$. — Durée : 22 heures. — Intensité : 1.500 pour chaque amygdale radiothérapie. — Grosse amélioration de quatre ans. — Métastase lombaire le 30 octobre 1920.

Obs. IV. — Radiumthérapie le 26 mai 1917. — Quantité :

48 mlg. $RaBr^2+2H^2O$. — Durée : 19 heures. — Intensité : 48 × 19 = 912. — Radiothérapie. Amélioration passagère. — Mort en 1918, de généralisation.

Obs. V. — Radiumthérapie le 6 juin 1918 (1re séance). — Quantité : 60 mlg. $RaBr^2+2H^2O$. — Durée : 24 heures. — Intensité 60 × 24 = 14.40. — Radiothérapie. Radiumthérapie le 27 juin 1918 (2e séance). — Quantité : 60 mlg. $RaBr^2+2H^2O$. — Durée : 24 heures. — Intensité : 60 × 24 = 14.40. — Amélioration. Le malade, militaire, est démobilisé, le 10 octobre 1918.

Obs. VI. — Radiumthérapie 26 juillet 1918. — Durée : 24 heures. — Quantité : 90 $RaBr^2+2H_2O$. — Intensité : 24 × 90 = 21.60. — Radiothérapie. En octobre 1918, amélioration et évacuation.

Obs. VII. — Radiumthérapie le 2 et 18 juillet 1918. — Radiothérapie. Disparition de la tumeur. — Malade perdu de vue.

Obs. VIII. — Radiumthérapie le 9 octobre 1917. — Quantité : 54 mlg. $RaBr^2+2H_2O$. Trachéotomie. — Mort le jour même, par hémorragie.

Obs. IX. — Radiumthérapie le 2 juillet 1917. — Quantité : 58 mlg. $RaBr^2+2H_2O$. — Durée : 24 heures. — Intensité : 58 × 24 = 13.92. — Radiothérapie. Grosse amélioration, puis récidive.
Radiumthérapie (2e séance) le 18 juillet 1917. — Quantité : 27 mlg. $RaBr^2+2H_2O$. — Durée : 24 heures. — Intensité : 27 × 24 = 378. — Radiothérapie. Amélioration passagère. — Mort le 3 septembre 1917, par hémorragie.

Obs. X. — Radiumthérapie. — Deux applications. — Généralisation. — Mort par cachexie.

Obs. XI. — Radiumthérapie le 8 décembre 1917. — Quantité : 30 mlg. $RaBr^2+2H_2O$. — Durée : 30 heures. — Intensité : 48 × 30 = 14.40. — Disparition totale de la tumeur. — Récidive.

Radiumthérapie (2e application) 10 janvier 1918. — Quantité : 40 mlg. $RaBr^2+2H_2O$. — Durée : 24 heures. — Intensité : 24 × 40 = 960. — Radiothérapie. Juin 1918, le malade se cachectise.

Obs. XII. — Radiumthérapie à trois reprises. — Diminution considérable de la tumeur, mais mort par cachexie.

Obs. XIII. — Radiumthérapie à trois reprises. — Disparition de la tumeur. — Malade perdu de vue.

Obs. XIV. — Radiumthérapie à deux reprises. — Rétrocession de la tumeur. Amélioration. — Malade perdu de vue.

Obs. XV. — Radiumthérapie à deux reprises. — Résultat peu satisfaisant. — Encore en traitement.

Obs. XVI. — Radiumthérapie le 21 février 1919. — Quantité : 98 mlg. $RaBr^2+2H_2O$. — Durée : 20 heures. — Intensité : 98 × 20 = 19.60. — Radiothérapie. Guérison d'un an. Récidive.

Le 11 décembre 1919. Radiumthérapie (2e application). — Quantité : 30 mlg. $RaBr^2+2H_2O$. — Durée : 24 heures. — Intensité : 30 × 24 = 720. — Mort juin 1920. Généralisation.

Obs. XVII. — Radiumthérapie le 27 novembre 1919. — *Deux tubes* de quantité : 60 $RaBr^2+2H_2O$ chacun : 120 mlg. — Durée : le premier tube : 7 heures. — Intensité : 60 × 7 = 420; le deuxième tube : 26 heures. — Intensité : 60 × 26 = 15.60. — Radiothérapie. Guérison totale. Tumeur disparue même le 21 novembre 1920.

Obs. XVIII. — Radiumthérapie le 10 février 1920. — Quantité : 78 mlg. $RaBr^2+2H_2O$. — Durée : 22 heures. — Intensité : 78 × 22 = 17.56. — Guérison et en bon état le 15 octobre 1920.

Obs. XIX. — Radiumthérapie le 11 novembre 1919. — Quantité : 50 mlg. $RaBr^2+2H_2O$. — Durée : 24 heures. — Intensité : 12.00. Radiothérapie. Guérison le 8 décembre 1919.

Obs. XX. — Radiumthérapie le 31 janvier 1920. — Quantité : 150 mlg. $RaBr^2+2H_2O$. — Durée : 24 heures. — Intensité : 150 × 24 = 36.00. — Amélioration. — Radiumthérapie (2e application), 3 octobre 1920. — Quantité : 98 mlg. $RaBr^2+2H_2O$. — Durée : 24 heures. — Intensité : 98 × 24 = 2.352. — Amélioration. En traitement.

Obs. XXI. — Radiumthérapie le 3 septembre 1919. — Quantité : 130 mlg. $RaBr^2+2H_2O$. — Durée : 10 heures. — Intensité : 130 × 10 = 13.00. — Radiothérapie. Grosse amélioration.

Radiumthérapie le 14 février 1920 (2e application). 50 mlg. $RaBr^2+2H_2O$. — Durée : 8 heures. — Intensité : 50 × 8 = 400. — Mort par généralisation un an et demi après.

Obs. XXII. — Radiumthérapie février 1920. — Quantité : 50 mlg. $RaBr^2+2H_2O$. — Durée : 10 heures. — Intensité : 50 × 10 = 500 à droite. — Quantité : 25 mlg. $RaBr^2+2H_2O$. — Durée : 10 heures. — Intensité : 25 × 10 = 250. — Guérison en juin 1920.

Obs. XXIII. — Radiumthérapie 1er mars 1920. — Quantité : 50 mlg. $RaBr^2+2H_2O$. — Durée : 24 heures. — Intensité : 50 × 24 = 12.00. — Grosse amélioration.

Obs. XXIV. — Radiumthérapie le 12 mars 1920. — Quantité : 60 mlg. $RaBr^2+2H_2O$. — Durée : 24 heures. — Intensité : 60 × 24 = 14.40. — Radiothérapie. Grande amélioration en novembre 1920.

Obs. XXV. — Radiumthérapie le 6 juin 1919. — Quantité : 108 mlg. $RaBr^2+2H_2O$. — Durée : 30 heures. — Intensité : 108 × 30 = 32.40. — Radiothérapie. Grande amélioration, puis récidive, le malade refusant la deuxième application. Mort quelques mois après, par récidive.

Obs. XXVI. — Radiumthérapie le 17 juin 1920. — Quantité : 108 mlg. $RaBr^2+2H_2O$. — Durée : 24 heures. — Intensité : 24 × 108 = 25.92. — Radiothérapie. Grande amélioration jusqu'en septembre 1920. — Mort ensuite par généralisation.

Obs. XXVII. — Radiumthérapie le 18 mars 1920. — Quantité : 50 mlg. $RaBr^2+2H_2O$. — Durée : 24 heures. — Intensité : 24 × 50 = 12.00. — Radiothérapie. Amélioration. Récidive.

2ᵉ séance de radiumthérapie 1ᵉʳ octobre 1920. — Quantité : 55 mlg. $RaBr^2+2H_2O$. — Durée : 22 heures. — Intensité : 22 × 55 = 12.10. — Radiothérapie. Guérison complète le 16 novembre 1920.

Obs. XXVIII. — Radiumthérapie le 20 mars 1920. — Quantité : 120 mlg. $RaBr^2+2H_2O$. — Durée : 24 heures. — Intensité : 120 × 24 = 28.80. — Radiothérapie. Amélioration. Radiothérapie.

Radiumthérapie le 5 octbore 1920. — Quantité : 60 mlg. $RaBr^2+2H_2O$. — Durée : 24 heures. — Intensité : 60 × 24 = 14.40. — Amélioration. — En traitement.

Obs. XXIX. — Radiumthérapie le 7 juin 1920. — Quantité : 85 mlg. $RaBr^2+2H_2O$. — Durée : 24 heures. — Intensité : 85 × 24 = 20.40. — Amélioration. Radiothérapie.

Radiumthérapie (2ᵉ) le 5 août 1920. — Quantité : 60 mlg. $RaBr^2+2H_2O$. — Durée: 24 heures. — Intensité : 60 × 24 = 14.40.

Radiumthérapie (3ᵉ) le 5 octobre 1920. — Quantité : 60 mlg. $RaBr^2+2H_2O$. — Durée : 24 heures. — Intensité : 60 × 24 = 14.40. — Légère amélioration.

Obs. XXX. — Radiumthérapie le 29 janvier 1920. — Quantité : 100 mlg. $RaBr^2+2H_2O$. — Durée : 24 heures. — Radiothérapie. — Guérison le 20 septembre 1920.

Obs. XXXI. — Radiumthérapie le 26 juillet 1920. — Quantité : 134 mlg. $RaBr^2+2H_2O$. — Durée : 24 heures. — Intensité : 24 × 134 = 32.16. — Radiothérapie. Grande amélioration. En traitement.

Obs. XXXII. — Radiumthérapie le 26 mai 1920. — Quantité : 48 mlg. $RaBr^2+2H_2O$. — Durée : 24 heures. — Intensité : 24 × 48 = 11.52. — Radiothérapie. Amélioration.

Radiumthérapie (2ᵉ application) le 15 octobre 1920. —

Quantité : 50 mlg. $RaBr^2+2H_2O$. — Durée : 22 heures. — Intensité : 22 × 50 = 12.00. — Amélioration moins satisfaisante.

Obs. XXXIII. — Radiumthérapie le 24 mai 1920. — Quantité : 78 mlg. $RaBr^2+2H_2O$. — Durée : 24 heures. — Intensité : 78 × 24 = 18.72. — Radiothérapie. Amélioration. — Mort en octobre 1920 de généralisation.

En résumé, sur 33 observations que nous venons de publier de tumeurs du pharynx moyen traitées par la radiumthérapie, nous avons obtenu :

1 guérison datant de plus *de 4 ans* et dont le sujet est toujours vivant (obs. III).

1 guérison momentanée dont la durée a été *de 4 ans*, mais dont le sujet est mort par la suite (obs. I), par cachexie.

1 guérison momentanée dont la durée a été *de 2 ans*, mais dont le sujet est mort ensuite (le malade ayant refusé une 2e application de radiumthérapie) (obs. : XVI).

9 guérisons ou *améliorations équivalentes à une guérison* dont la durée a été *de 1 an*, les malades étant encore vivants ou en traitement (obs. : V, VI, XI, XVII, XX, XXVII, XVIII, XXX).

3 grandes améliorations dont la durée *a été de 1 an*, au moins, mais dont le sujet a succombé (obs. : II, X, IV, XXI).

7 guérisons de plus de 6 mois, les sujets étant encore vivants (obs. : XVIII, XXII, XXIII, XXIV, XXIX, XXXI, XXXII).

3 améliorations dont la durée *a été de 6 mois;* les malades ayant succombé par la suite (obs. : XXV (a refusé une 2e application), XXVI, XII et XXXIII).

1 guérison datant *de 3 mois*, le sujet vivant (obs. : XIX).

1 amélioration dont la durée *a été de 3 mois*, le sujet mort (obs. : IX).

4 guérisons à la dernière visite et malades perdus de vue (obs. : VII, XIII, XIV, XV).

Un seul mort, le jour de l'application de radium (obs. VIII) par hémorragie (observation citée à titre documentaire, ne pouvant intervenir dans le total des résultats).

Dans toutes les applications, les quantités de radium utilisées ont varié de 26 mlg. $RaBr^2+2H_2O$ à 130 mlg. $RaBr^2 + 2H_2O$.

Les doses moyennes ont oscillé de 48-60-120 mlg.

Pour la durée d'application la plus courte fut de sept heures; la plus longue de trente heures.

Le temps moyen fut 24 heures.

Nous ferons remarquer que cette durée de 24 heures (très variable en 1916) est devenue quasi-définitive. De même depuis 1916 les doses de $RaBr^2 +2H_2O$ ont augmenté considérablement.

D'après ce qui précède, nous ne pouvons plus nier l'action *immédiate* du radium; en reconnaissant très justement qu'aujourd'hui encore ses effets lointains ne sont pas toujours aussi satisfaisants.

CHAPITRE III

MODE OPÉRATOIRE SPÉCIAL AU PHARYNX INFÉRIEUR (1)

Pour le pharynx inférieur, l'application du radium est difficile.

Quand il s'agit d'une application haute au niveau de la partie supérieure du larynx, les procédés sont les mêmes que pour le pharynx moyen, cependant s'il s'agit de la paroi antérieure du pharynx inférieur, la lésion se confond avec une lésion laryngée; quand la tumeur siège sur la paroi latérale, on peut, en tirant et en abaissant fortement la langue, obtenir une vision assez bonne pour la partie supérieure et faire même une transfixion, placer un tube à nu, car avec le caoutchouc on pourrait difficilement y arriver. MM. Sargnon et Nogier ont pu, dans un cas, placer ainsi un tube dans l'épaisseur de la tumeur suffisam-

(1) Notes dûes à l'obligeance de MM. Lannois et Sargnon.

ment loin des vaisseaux pour ne pas avoir d'accidents ultérieurs; ce tube de 69 milligrammes fut laissé quelques heures seulement.

Si le néoplasme siège à la paroi supérieure, nous pouvons faire de l'application par contact avec un ou des tubes de Dominici introduits dans une sonde en gomme un peu longue, comme pour les applications œsophagiennes et passer, pour plus de sûreté, par voie naso-pharyngée.

Les tumeurs de la région de la gouttière sont très difficiles à irradier. Nous avons essayé, dans ces cas, le procédé de la sonde naso-pharyngée contenant dans son intérieur le tube de Dominici, mais le contact n'est pas immédiat; c'est une irradiation faite trop en arrière. MM. Lannois et Sargnon ont utilisé, dans un cas, avec le docteur Pont, un cerclage dentaire et un porte-radium dont le contact n'est pas non plus parfait.

Enfin, dans deux cas, nous avons employé la voie externe de la façon suivante : intercrico sous novocaïne, passage de bas en haut d'un béniqué fin souple, amarrage d'un fil sans fin, puis d'un caoutchouc sans fin contenant des tubes de radium; nous avons laissé l'appareillage vingt-quatre heures, le résultat a été momentanément bon, mais l'opération est sérieuse. On peut, pour éviter les complications, procéder en deux temps, intercrico d'abord, puis, quelques jours après, passage du fil sans fin et application de radium. Dans un cas, nous avons fait une application de 150 milligrammes vingt-quatre heures, en utilisant ce procédé pour les gouttières et en mettant en plus un tube embrochant le pilier postérieur et l'amygdale par fil sans fin bucco-nasal; l'opération faite en un seul temps a été laborieuse et le malade a eu des complications pulmonaires dont il a guéri. Revu quelques semaines après, la disparition de la tumeur était totale.

Pour les lésions de la partie basse du pharynx moyen l'application de radium est identique à celle de l'œsophage, c'est-à-dire qu'il faut un examen pharyngo-œsophagique, autant que possible un répérage radioscopique cutané avant l'application, une application d'une sonde demi-rigide contenant le radium, soit par voie buccale, soit, mieux, par voie naso-pharyngée. Il est nécessaire que la sonde dépasse notablement le pharynx inférieur et descende dans l'œsophage pour que les mouvements du pharynx ne la déplacent pas Le contrôle radioscopique, après l'application, est également nécessaire pour vérifier la bonne position du tube.

Dans un cas, MM. Bérard et Sargnon (les pièces ont été présentées à la Soc. Française de Lar., mai 1914), pour un néo, ont réséqué l'extrémité inférieure du pharynx inférieur et la région de la bouche de l'œsophage et ils ont appliqué du radium par la plaie externe. La récidive survient cependant six mois après; il est vrai que la dose de radium avait été faible.

Récemment, pour un cancer rétro-laryngé, M. le docteur Lannois et le docteur Jacod ont appliqué le tube dans l'intérieur de la tumeur par pharyngectomie externe.

OBSERVATIONS

Nous publierons 12 observations de tumeurs de l'hypopharynx, traitées par le radium. Les 8 premières sont résumées dans le rapport présenté à la Société française d'Oto-rhino-laryngologie (Congrès du 10 mai 1920), par MM. Lannois et Sargnon. Les autres sont dues à leur obligeance personnelle.

Au point de vue anatomo-pathologique, disons que les tumeurs de l'hypopharynx ressemblent à celles du pharynx moyen en faisant remarquer la majorité presque absolue des néoplasmes du genre : « Epithéliomas spino-cellulaires ». (Un seul cas d'épithélioma baso-cellulaire (Bla...ier), qui est resté amélioré un an et qui finit par évoluer.

OBSERVATION I

(Drs Lannois, Sargnon et Mlle Moutet). — *Epithélioma spino-cellulaire du pharynx inférieur. Radium. — Amélioration passagère. — Morte d'inanition un mois plus tard.*

Mme V. D..., 74 ans, est envoyée par le Docteur Humbert, de Taninges, le 22 octobre 1919: gêne de la déglutition il y a 9 mois plus marquée depuis quatre et surtout depuis un mois, elle n'avale que des liquides; crache parfois du sang.

Au-dessus de la bouche de l'œsophage, tuméfaction ulcéreuse occupant la partie postérieure du pharynx, dépassant la ligne médiane; elle est ulcérée seulement à gauche. La malade se refuse à un séjour et on lui donne un traitement d'épreuve (Sirop de Gibert, de crainte de syphilis), la malade ayant eu 2 enfants morts après la naissance et une fausse couche; le mari mort subitement, il y a 20 ans, par angine de poitrine (?) Il avait été aux colonies.

Revient le 22 *novembre 1919*, aggravation, elle a maigri, ne s'alimente presque plus.

Toute la tumeur s'est ulcérée sur la paroi pharyngée; est recouverte d'un enduit grisâtre sauf sur la ligne médiane où le bourgeonnement est plus marqué et qui saigne facilement. Application d'un tube de 48 mlg. (Melle Montel), placé dans une sonde œsophagienne qu'on introduit avec difficulté dans l'œsophage et dont on fait repasser l'extrémité supérieure par le nez; durée : 24 heures.

Amélioration de la douleur de déglutition le lendemain, puis reflux des liquides par le nez, par parésie traumatique du voile pendant quelques jours pendant lesquels on donne des lavements nutritifs.

4 décembre 1919. — Thrombo-phlébite dans le creux poplité droit.

9 décembre 1919. — On reçoit de (M. Martin), un résultat d'examen histologique : « Dans un troma conjonctif des cellules à contour bien limitées, sont les unes arrondies, les autres allongées ou polyédriques suivant les conditions de tassement. Il en est de volume moyen voisinant avec d'autres de dimensions géantes. Nombreuses mitoses. Ces cellules, bien que disséminées ont parfois tendance à former des boyaux ou des piles, ou des « bulbes d'oignon » formant aussi des globes épidermiques dont certains sont typiques tandis que d'autres sont en voie de désagrégation, envahis qu'ils sont, par les éléments lymphocytaires et que d'autres commencent à subir la dégénérescence acédophile.

Le diagnostic histologique à porter est celui : « d'Epithélioma spino-cellulaire ».

La malade retourne chez elle et meurt d'inanition le 24 décembre 1919.

OBSERVATION II

(Drs Lannois, Sargnon, Raffin, Arcelin). — *Epithélioma à globes cornés situé à la partie supérieure de la gouttière laryngo-pharyngée gauche. Radium. — Guérison présente.*

Gen..., 70 ans, entre à l'hôpital Saint-Joseph, le 20 février 1920, souffrant de la gorge et porteur, à la région cervicale gauche, d'une masse dure de la dimension d'une grosse amande verte. Enrouement.

S'est toujours bien porté depuis un premier accident (1902) qui lui avait valu l'amputation du gros orteil. Cet accident était dû à une piqûre. Son état commença à changer vers 1917.

A la suite d'un travail auquel il n'était pas habitué, il aurait présenté des crachats sanguinolents; depuis lors il n'a jamais cessé d'expectorer des crachats sanguinolents par intervalle. Sa voix s'est enrouée depuis lors et consécutivement s'est développée en avant des sterno-cleido-mastoïdien, au niveau des vaisseaux, une masse dure, fusiforme à grand axe vertical s'étendant sur une hauteur de 4 cms. Cette masse paraît fixée dans le sens vertical et transversal; elle n'a pas varié de volume depuis six mois. Depuis 6 mois il souffre de la gorge et particulièrement du côté gauche, accuse de la gêne à la déglutition, même à la déglutition de la salive.

L'examen du pharynx dénote des mucosités purulentes. La crypte amygdalienne gauche paraît profonde, épaisse, sanieuse. A la base de la langue et de l'amygdale, une pointe bourgeonnante.

5 mars 1920. — Le Docteur Sargnon décrit : « Tumeur bourgeonnante de la grosseur d'une cerise, molle, saignotante, située à la partie supérieure de la gouttière laryngo-pharyngée gauche et empiétant sur le bord libre de l'épiglotte gauche.

Application laborieuse de radium de 60 mlg. de $RaBr^2 + 2H_2O$ (Dr Arcelin) sous cocaïne; tunnélisation au bistouri et à la sonde cannelée au niveau de la partie externe et supérieure de la gouttière; passage très difficile du fil et du tube sans fin bucco-buccal. La langue étant tirée en avant et abaissée avec l'abaisse langue. Le tube est bien resté en place pendant 24 heures.

6 mars 1920. — On enlève le tube de radium.

7 mars 1920. — Le malade se déclare amélioré; avale plus facilement ses aliments; commence à mieux s'alimenter.

L'examen de son pharynx dénote au tour du point d'application du radium, une grosse tache blanc-grisâtre due à l'inflammation.

L'examen histologique d'un fragment d'amygdale fait par le Docteur Dunet, nous apprend qu'il s'agissait d'un épithélioma spino-cellulaire à globes cornés.

11 mars 1920. — Les ganglions cervicaux n'ayant pas disparu, M. le Docteur Arcelin prescrit de la radiothérapie.

OBSERVATION III

(Drs Lannois, Sargnon, Raffin, Arcelin). — *Epithélioma fuso-cellulaire droit à la limite du pharynx moyen et du pharynx inférieur. Radium. — Guérison.*

M. Bl..., 60 ans. Depuis six mois a de la gêne de la gorge; depuis dix jours, la voix est grise. Gros fumeur.

A l'examen on voit une grosse tumeur latéro-pharyngée droite à la limite du pharynx moyen et inférieur. Dimension d'une pièce de cinq francs, non ulcérée; pas de ganglion.

L'examen histologique du Docteur Dunet nous dit : « Epithélioma fuso-cellulaire ».

9 mai 1919. — Sous cocaïne en abaissant la langue par traction et avec l'abaisse-langue, on fait au bistouri et à la sonde cannelée, un trajet dans la tumeur entre la peau et les vaisseaux. Un tube de 65 mlg. $RaBr^2+2H^2O$ (Nogier) est laissé 12 heures. Expulsion spontanée du tube dans une quinte de toux.

19 mai 1919. — Les jours derniers ont été bons; sauf forte dysphagie et œdème persistant de l'aryténoïde droit.

Août 1919. — Guérison apparente de la tumeur réduite à un noyau fibreux, mais œdème persistant sus-glottique et hémi-larynx droit immobile.

Octobre 1919. — Récidive de la tumeur et de l'œdème droit.

19 novembre 1919. — Application de radium 51 mlg. $RaBr^2+2H_2O$ (Nogier) et par le même procédé. Il reste 12 heures en place et est expulsé, au cours d'un raclement.

Fin novembre 1919. — Il persiste du gonflement de la région aryténoïdienne droite, mais va bien.

OBSERVATION IV

(Mr Lannois, Mr Bérard et Dr Sargnon). — *Néoplasme du pharynx inférieur. — Résection externe. — Mort par cachexie.*

H..., 50 ans, entre dans le service de M. Bérard.

22 mars 1914. — Dysphagie progressive, bon état général; la radioscopie (Dr Malot) montre un arrêt à la bouche de l'œsophage; pas de diverticule. A l'œsophagoscope, infiltration diffuse avec points saignotants sans ulcération ni gros bourgeonnement. Le tube arrive à dépasser la tumeur.

31 mars 1914. — Gastrotomie par M. Bérard (procédé Fontan).

2 mai. — Anesthésie locale; incision en H.; décollement de l'œsophage par la gauche sur 4 cms. de hauteur; la tumeur a le volume d'une noix; ablation en laissant à droite, une mince bande de muqueuse saine; résection du lobe gauche du corps thyroïde; plastique lâche.

20 mai. — L'œsophagoscopie montre un rétrecissement large; le mois suivant applications de 50 mlg. $RaBr^2+2H_2O$ de 24 heures chacune; on fait un peu de dilatation pour maintenir le calibre; retour de la dysphagie en automne 1914; alimentation par la sonde.

15 janvier 1919. — Décès par cachexie.

OBSERVATION V

(MM. Lannois et Sargnon). — *Epithélioma malin atypique de la base de la langue, ayant envahi les deux gouttières pharyngo-laryngées et l'amygdale gauche. Radium (2). — Guérison.*

Co... Isidore, 58 ans, entre pour les troubles de la phonation et de la déglutition, ayant débuté, il y a trois mois environ. Nie toute spécificité. Ethylique. 8 enfants en bonne santé.

26 avril 1919. — Entre à l'hôpital Saint-Pothin : il accuse une certaine dyspnée avec accès de suffocation, s'accompagnant d'expectoration nocturne. Sensation de sécheresse dans la gorge; depuis trois mois il s'aperçoit qu'il a de la difficulté à mastiquer les aliments, à avaler les solides et surtout que sa voix devenait nasonnée.

Prétend avoir été opéré à Grenoble ? Son médecin l'envoie pour néoplasme inopérable de la base de la langue.

31 août 1919. — Amaigrissement de 1, 2 kilogs.

Pas de trismus.

Localement : adénite sous-angulo-maxillaire gauche; on perçoit un ganglion gros comme une noix, assez dur, mais mobile. A l'examen de la gorge, on note une tumeur végétante de la base de la langue, avec large ulcération au niveau de l'amygdale linguale, descendant sur la paroi pharyngée, touchant les piliers. Le tout plus marqué à gauche qu'à droite. La salivation est abondante.

A l'examen au miroir, comme au toucher digital, on perçoit des grosses masses végétantes à la base de la langue, ayant envahi les deux gouttières pharyngo-laryngées et l'amygdale gauche.

Un examen histologique du Docteur Bouchut sur deux fragments d'amygdale palatine gauche et droite nous dit : « L'aspect est semblable sur les deux fragments. Au-dessous d'un épithélioma malpighien classique, l'ensemble du fragment est constitué par une nappe de grosses cellules confluentes, laissant à peine apercevoir quelques grêles traces du tissu de charpente. Ces cellules volumineuses, un peu irrégulières, ont l'aspect de cellules épithéliales atypiques. C'est là l'aspect d'une tumeur épithéliale maligne atypique.

Sur l'un des fragments, outre l'aspect ci-dessus on note, en un point, où le tissu de charpente est dense et même scléreux, l'existence de cellules allongées, fusiformes, très colorées qui paraissent des cellules épithéliales déformées.

10 septembre 1919. — Application de trois tubes de radium (Nogier). Trachéotomie intercrico-thyroïdienne, sous anesthésie locale; par l'orifice ainsi créé, on passe de bas en haut au moyen de sondes, 2 tubes de caoutchouc renfermant chacun un tube de radium; chaque tube de radium est arrêté de chaque côté de la base de la langue. Le troisième tube est placé contre l'amygdale gauche et pour maintenir sonde cannelée. Durée de l'intervention, une heure trois-quart.

11 septembre 1919. — Ces trois tubes contenant 160 mlg. de $RaBr^2 + 2H^2O$ (Nogier) sont laissés de midi jusqu'au lendemain matin neuf heures; la durée de l'application est donc de 21 heures. Il convient de signaler que, pendant ce laps de temps, les deux tubes laryngés n'ont pas bougé, mais le tube amygdalien s'est déplacé à plusieurs reprises. Il a été trouvé trois fois reposant sur le dos de la langue et a dû être replacé à plusieurs reprises (3e fois).

A noter aussi qu'à la suite de l'intervention et pendant tout l'après-midi, le malade a été extrêmement souffrant, cyanosé, dispanéique, vomissant continuellement. (Ce qui a favorisé sûrement le déplacement du tube amygdalien). Pouls rapide et filant (2 injections d'huile camphrée), 38.6.

12-15 septembre 1919. — Expectoration purulente. Léger point de côté. Râles humides. Amélioration rapide, sans pneumonie. Au bout de quatre jours, la radio-dermite commencé au niveau de la région amygdalienne gauche. Le malade souffre assez considérablement pour avaler.

29 septembre 1919. — Ulcérations multiples, blanchâtres, très marquées de radio-dermites, en placards isolés, au niveau de la région amygdalienne gauche, de l'épiglotte sur ses deux faces, de l'arythénoïde droit et de la base de la langue. La tumeur amygdalienne a fondu, ainsi que la tumeur de la base de la langue à droite, mais à gauche il persiste un notable épaississement de la base de la langue sans ulcérations néoplasiques vraies.

11 novembre 1919. — Le malade est totalement guéri. N'a plus de gêne pour avaler. Tire la langue et la met dans tous les sens. Les amygdales, surtout la gauche, sont encore un peu grosses, mais lisses et sans aspect pouvant faire songer au néoplasme. Sur le pilier antérieur gauche, une cicatrice. La base de la langue, les gouttières sont complètement indemnes. A gauche, sur la base de la langue, une longue traînée, un peu déprimée, d'un aspect plus blanc que nature.

On ne trouve plus le ganglion sous-maxillaire.

18 mars 1920. — Le malade nous revient, présentant une grosse masse ganglionnaire gauche et accuse de la gêne de la déglutition. La récidive date de 4 à 6 semaines. Les ganglions gauches se sont montrés les premiers, puis, il y a eu un peu de gêne respiratoire dans les efforts; actuellement encore, respire bien au repos. Très grosse masse ganglionnaire, dure et immobile rétro-maxillaire. Dans la gorge, on voit du côté gauche, semblant avoir son point de départ au niveau du repli-glosso-épiglottique, une grosse tumeur arrondie qui descend derrière la langue et occupe la plus grande partie de l'espace pharyngée. Le doigt la contourne aisément : elle est donc vaguement renittente, sans ulcération. Etat général satisfaisant.

22 mars 1920. — Application de trois tubes de radium faisant ensemble 164 mlg. ($RaBr^2+2H^2O$) (Nogier). Les deux tubes les plus faibles (49,8 et 49) sont mis dans la tumeur et fixés l'un au pilier antérieur, l'autre à la base de la langue. Les tubes sont laissés en place les 24 heures. Le 3e tube (65,4) est mis à même dans la tumeur, par une petite boutonnière faite à la peau et un trajet fait au trocart.

L'examen histologique fait par le Docteur Bouchet, d'un fragment, donne : « les mêmes résultats que le premier examen (1919); le fragment est formé par un réseau dense et continu de cellules volumineuses, assez régulières, et à noyau bien visible. Il s'agit d'une tumeur très atypique, très vraisemblablement de nature épithéliale ».

Ajoutons qu'un nouveau fragment envoyé le 27 mars, devait trouver le même résultat.

26 mars 1920. — Diminution très marquée de la tumeur qui a un aspect un peu violacé. Elle est réduite au 1/3 du volume antérieur; le malade n'éprouve plus aucune gêne respiratoire. Les ganglions ont également, très nettement diminué de volume.

La tumeur est séparée de l'angle du maxillaire et la masse des ganglions est devenue mobile sous les glans sous-jacents.

1er avril 1920. — La tumeur a complètement disparu. On ne voit plus qu'une masse grisâtre siégeant sur l'amygdale gauche et la partie supérieure de la gouttière et sur le voile du palais et l'amygdale droite, on perçoit un enduit blanchâtre qui est manifestement une lésion de brûlure. Les ganglions ont notablement diminué et sont mobiles. Le malade n'a aucune gêne respiratoire et accuse simplement un peu de gêne de la déglutition, gêne causée par les brûlures.

OBSERVATION VI

(MM. Lannois et Sargnon). — *Néoplasme de la base de la langue et de la paroi inférieure du pharynx inférieur gauche. Radium (2). — Amélioration. Mort trois mois après*

Corn... François, 60 ans, alcoolique « une douzaine de petits verres par jour », 2 à 3 petits verres le matin à jeun. En plus 2 à 3 litres de vin par jour.

Gros fumeur. Nie toute maladie vénérienne. Marié, pas d'enfants.

L'affection actuelle aurait débuté en janvier 1919. Dans la région cervicale gauche, apparut un ganglion qui grossit peu à peu, en même temps qu'une certaine douleur apparaissait dans le bras droit. Pas de gêne à la déglutition à cette époque. La masse ganglionnaire devenant de plus en plus volumineuse. Le malade entre en chirurgie le 24 juillet 1919. Pas d'intervention.

Le 17 septembre 1919. — Il revient à la clinique; cette fois la gêne à la déglutition se fait sentir et le malade accuse enrouement. On lui applique du radium (appareil de M. Pont).

On diagnostique : néoplasme de la base de la langue et de la paroi latérale du pharynx inférieur gauche.

30 septembre 1919. — Application d'un tube de 98 mlg. (Dr Joubert de Beaujeu) dans le ganglion cervical. Laissé en place 36 heures.

9 octobre 1919. — Application du même tube, maintenu à l'aide d'un certain appareil dentaire et d'une tige métallique construite par M. le Docteur Pont.

20 novembre 1919. — Le malade revient pour la troisième

fois. A l'entrée, malade très affaibli, jaune pâle, un peu dyspnéique. La tumeur cervicale ganglionnaire aurait un peu diminué. Fistule persiste à l'endroit où a pénétré le tube de radium. La tumeur très dure, très bosselée, remontant jusqu'à la région mastoïdienne. M. Sargnon écrit : « La tumeur est diminuée à la base de la langue, mais toujours volumineuse et bourgeonnante sur la paroi pharyngée, attaquant l'épiglotte, le repli aryténo-épiglottique. L'aryténoïde gauche lui-même est atteint ».

Au point de vue général, le malade ne peut se lever. Douleurs vives, irradiées dans le bras gauche. Impotence fonctionnelle, le malade ne peut le lever qu'à angle droit, on constate une atrophie marquée de tous les muscles de la ceinture scapulo-humérale.

Petit ganglion cervical, dur à droite.

Salivation assez abondante, jaunâtre, très fétide.

Depuis 24 heures le malade se plaint de cracher un peu de sang. Amaigrissement 18 kilogs depuis deux mois.

Appareil respiratoire. — Rien à signaler.

Cœur. Arythmie, sans souffle.

Tube digestif. Douleur vive à la déglutition. Inappétence. Pas de troubles digestifs. Foie et rate non perçus.

Système nerveux : rien à signaler.

24 novembre 1919. — Deux petites hémorragies les deux nuits précédentes. Injection de sérum. Une autre hémorragie à huit heures du soir; puis grosse hémorragie à onze heures du soir qui amène la mort en dix minutes.

26 novembre 1919. — Nécropsie : on ne peut vérifier le siège précis de l'hémorragie qui est certainement carotidienne; vaste ulcération néoplasique de la base de la langue, de la gouttière et de la paroi latérale du pharynx.

OBSERVATION VII

(MM. Lannois et Sargnon). — *Néoplasme de la base de la langue, de la paroi pharyngée inférieure droite. — Ulcération de l'arythénoïde. — Guérison d'un an. Mort.*

Commandant Man... se plaint de gêne de la voix, de picotements depuis dix mois, de gêne pour avaler depuis six mois. Amaigrissement considérable. Adénopathie juxta-laryngée latérale droite depuis décembre 1918. La voix est peu prise, les liquides et semi-liquides passent. Pas de spécificité. *Rhinoscopie antérieure* : rien; pharynx : rien; gonflement de l'amygdale à droite avec prise de la base de la langue du côté correspondant et du sillon intermédiaire. Au miroir : immobilité de l'hémi-larynx droit infiltré; vastes ulcérations sanieuses de la base de la langue et du pharynx à droite. Les ganglions ont été traités par les rayons X à Bes..., six séances.

Début très probable : au niveau de l'amygdale linguale ou gouttière.

5 juillet 1919. — *Opération* (Dr Sargnon, M. le Médecin-Chef Lannes, Mme Moutet).

Anesthésie locale d'infiltration prélaryngée.

Intertrico classique. A signaler seulement une artère cricothyroïdienne volumineuse, nécessitant une ligature bi-latérale. Pas d'hémorragie intra-trachéale; mise en place un instant d'une canule, passage d'un fil sans fin bucco-laryngé avec le béniqué très flexible, introduit de bas en haut, puis introduction de bas en haut du tube de caoutchouc contenant lui-même trois tubes de radium de 150 mlg. $BaBr^2 + 2H_2O$, deux engainés dans une petite boîte d'argent et un sus-jacent.

Le Radium est fixé de façon à correspondre : les deux tubes au niveau du pharyngo-larynx et le tube sus-jacent au niveau de la base de la langue et de l'amygdale. Durée de l'application : 24 heures. A signaer : une salivation abondante dont une partie a passé par la canule.

6 juillet au soir. — Température : 39°. Auscultation négative, bronchorée purulente et abondante par la canule.

7 juillet matin. — Pas de température 38°; un peu de dysphagie.

5 août 1919. — Application de radium 150 mlg. $BaBr^2 + 2H^2O$.

11 août 1919. — Pharynx : rien à signaler, cependant

l'amygdale droite ainsi que le gonflement du sillon entre la langue et l'amygdale a très diminué. Immobilité de l'hémilarynx droit; l'arythénoïde gauche seul est mobile.

Il avale plutôt mieux depuis l'application de radium.

Pas de gonflement visible arythénoïdien à droite.

On enlève la canule. La plaie de l'intertrico est en bon état.

20 août 1919. — Pas de température actuellement; dort mieux depuis l'application de radium. La dysphagie reste stationnaire, l'ulcération de la gouttière a diminué ainsi que le ganglion sous-angulo-maxillaire qui est devenu plus mobile. Larynx mobile.

Pas d'œdème de l'arythénoïde droit; les deux cordes vocales sont mobiles. Respire bien.

22 août 1919. — Ulcération de brûlure au niveau du pôle inférieur de l'amygdale droite au niveau et en avant du pilier antérieur.

23 août 1919. — Exulcération de brûlure très nette au niveau du pilier antérieur droit dépassant le pilier en avant. Ulcération de la base de la langue. Il existe de l'œdème net de l'arythénoïde droit. Un peu de sphacèle au niveau de la partie interne de la plaie de l'inter-crico.

25 août 1919. — La brûlure au niveau de la région amygdalienne et anté-amygdalienne s'atténue, il en est de même pour l'ulcération du pharynx et de la gouttière. L'œdème de l'arythénoïde droit notablement diminué. Il est très probable que l'apparition tardive de l'œdème de l'arythénoïde et sa diminution très rapide en quelques jours, sont dus à ce que les deux tubes de radium mis ensemble en bas ont été en plus mis dans une petite boîte d'argent pour constituer un filtre supplémentaire.

15 septembre 1919. — La brûlure du pilier et de l'amygdale droite a disparu. Encore un peu de rougeur de l'arythénoïde droit, sans œdème; persistance de l'ulcération pharyngée latérale droite et anti-épiglottique qui a diminué d'étendue; le ganglion sous-angulo-maxillaire est assez mobile.

15 octobre 1919. — Madame Man..., sa femme, écrivait : (le malade ayant quitté l'hôpital Desgenettes et étant revenu dans sa famille). « Mon mari a fait un excellent voyage, à son retour et j'étais pleine d'espoir pour l'avenir, malheureusement, les douleurs sont revenues, la gorge est gonflée, la langue si nette a tendance à se reprendre. Il a beaucoup de difficulté pour avaler. Je voudrais qu'il retourne sans délai à Lyon. Il se plaint de « cuire », mais il est plein de force et robuste ».

Décembre 1919. — Le malade a succombé à Bes..., de cachexie.

OBSERVATION VIII

(MM. Lannois, Jacod et Dr Sargnon). — *Néoplasme de la base de la langue avec propagation dans la région des replis et des fosses glosso-épiglottiques. — Amélioration.*

Can..., 53 ans, dit vouloir rentrer dans le service (8 novembre 1919), pour qu'on lui fasse des applications de radium.

Rien à signaler au point de vue héréditaire.

Personnellement a eu un chancre il y a 35 ans au Tonkin (traité à l'iodure). N'a jamais eu d'accidents. Ethylisme et tabagisme. Depuis son retour du Tonkin (époque où le malade eut deux bronchites successives), le malade dit avoir la voix un peu rauque.

L'affection actuelle a débuté, il y a dix mois, par des picotements à la gorge, de la toux et quelques crachements de sang. A ce moment un médecin, consulté, conseille un traitement à l'iodure que le malade ne suit que pendant quelques jours (maux de tête violents).

Depuis ce moment, le malade se plaint de céphalée, mais sans exagération nocturne; il a un peu de dysphagie surtout pour les aliments secs (pain).

Au mois de septembre dernier, adénite sous-maxillaire gauche qui a été incisée à l'hôpital de Saint-Etienne.

A la sortie le malade eut des injections de néosalvarsan, puis du biodure qui n'amenèrent aucun résultat pour sa gorge.

8 novembre 1919. — Le malade vient à Lyon consulter le Docteur Jacod, qui le fait entrer dans le service, pour applications de radium.

A l'examen on est en présence d'un homme robuste, pas amaigri. Les poumons donnent quelques râles de bronchite. Rien aux autres appareils.

L'examen laryngoscopique révèle sur la base de la langue une ulcération profonde légèrement végétante, prédominante à droite, s'étendant peu du côté gauche, située derrière l'amygdale linguale dans la région des replis et des fosses glosso-épiglottiques. La face linguale de l'épiglotte est infiltrée, la face laryngée étant libre. L'infiltration s'étend latéralement vers la région amygdalienne droite.

18 novembre 1919. — Sous anesthésie locale, on pratique une incision sous-hyoïdienne horizontale suivant le bord interne de l'os hyoïde. Section de l'os hyoïde en son centre. Après incision de la membrane thyroïdienne derrière l'hyoïde, puis de la membrane hypoglottique, ouverture de la loge thyro-glosso-épiglottique dans laquelle deux tubes de radium de 0,025 mlg. $RaBr^2+2H^2O$ sont placés. Avec un doigt dans la bouche du malade, on vérifie la position des deux tubes qui affleurent la base de la langue. Mise en place d'un petit drain sous-cutané.

20 novembre 1919. — On retire les deux tubes de radium (24 heures après); on enlève le drain.

5 février 1920. — Depuis la dernière application, le malade éprouve une grande amélioration pour parler et avaler.

Le néoplasme de la base de la langue a disparu complètement du côté gauche. Du côté droit il existe encore de l'infiltration vers la fossette glosso-épiglottique et le néoplasme s'est étendu vers le pharynx sous l'amygdale droite; cette dernière paraît infiltrée au toucher. Application de 100 mlg. de bromure de radium ($RaBr^2+2H^2O$) en trois tubes après perforation au trocart par la bouche de la base de la langue à droite et du pôle inférieur de l'amygdale droite. Application pendant 24 heures.

12 mars 1920. — Malade est revu. Il existe encore une tuméfaction rouge de la paroi pharyngée à droite; le reste du néoplasme a diminué considérablement. Il est survenu quelques jours après la dernière application de radium des ganglions angulo-maxillaire à droite, qui persistent encore actuellement.

OBSERVATION IX

(*Observation inédite due à l'obligeance du Dr* SARGNON). — *Néoplasme de la gouttière pharyngo-laryngée droite. — Amélioration.*

Ro... Jules a déjà été traité pour un néoplasme de la gouttière pharyngo-laryngée droite.

Il y a un mois et demi radium gouttière pharyngo-laryngée 50 mlg. de $RaBr^2+2H^2O$ avec M. le Docteur Colombet. Ceci avait lieu, le 15 avril 1920, cinq séances de rayons X en dix jours.

25 avril 1920. — Amélioration progressive qui a commencé au bout de huit jours; n'a plus craché de sang, mange mieux; voix meilleure.

20 mai 1920. — Etat général moins bon, picotements de la gorge, mais l'épiglotte n'est pas ulcérée, elle reste un peu épaissie rougeâtre à droite; dans la région sous-glottique, bourgeonnement et ulcération jaunâtre.

Aryténoïde droit un peu volumineux œdématié; la gouttière droite a le même aspect mais ne paraît pas ulcérée.

Pas de ganglions à droite, le ganglion gauche aurait diminué. Le malade n'a pas maigri.

17 juin 1920. — La gouttière droite va bien; cependant grosse épiglotte infiltrée non ulcérée; bourgeon jaunâtre, ulcéré, glottique, amenant de la suffocation par moment. A opérer de trachéotomie, faire une nouvelle épreuve de radium en un ou deux temps.

26 juin 1920. — Troubles respiratoires, légers, constants, avec parfois menaces de suffocation la nuit.

Le larynx à droite est envahi par le néoplasme.

La fente respiratoire est très faible.

Opération. — On fait avec M. le Docteur Colombet, une sous-anesthésie locale, une trachéotomie. Enormes difficultés, le patient ayant un cou très court et très gros. Pas de radium immédiat.

29 juin 1920. — Application de radium (Bérard) (50 Ra Br^2 + $2H_2O$). Enlèvement du tube, 24 heures après.

9 septembre 1920. — Depuis août l'état est amélioré, le ganglion du cou a beaucoup diminué; mais il souffre toujours pour avaler. Le malade a plutôt engraissé. A l'examen local : épiglotte très bourgeonnante un peu en battant de cloche; orifice supérieur laryngée, très bourgeonnant. Radium, le même jour à 11 heures du matin. Difficulté énorme les bourgeons laryngés saignent; on place finalement le tube en position pharyngée gauche accolé en arrière à la tumeur épiglottique qui bascule en arrière. Le tube est de 50 mlg. ($RaBr^2 + 2H^2O$) entouré de caoutchouc. Il a été introduit par voie nasale. Il est laissé 24 heures.

28 septembre 1920. — Bon état général; le malade a augmenté de poids; à signaler quelques quintes de toux; il a souffert de nouveau, il y a dix jours, pour avaler. Actuellement il souffre moins. Il a la respiration gênée la nuit à cause des mucosités.

Examen local. — Gonflement de l'épiglotte : trajet blanchâtre, à la partie haute de la gouttière pharyngo-laryngée droite; le ganglion sous angulo-maxillaire a très diminué. Le malade reprend du courage. Son état n'est même plus comparable à celui avril-mai, de cette même année.

OBSERVATION X

(*Observation inédite due à l'obligeance de M.* SARGNON). — *Néoplasme de la région sus-glottique et aryténoïdienne droite; trachéotomie, radium.* — *En traitement.*

M. Bl... arrive à Lyon, du Midi de la France parce qu'il a entendu parler de radium et de guérisons.

Le 19 avril 1920. — Il se présente à nous avec un état général médiocre; n'a pas maigri cependant, mais se plaint de très douloureuses névralgies facio-cervicales droite. Salivation accentuée; pas de dysphagie.

Au palper, larynx un peu épaissi à droite, assez mobile; gros ganglion justa-laryngé haut et à droite.

A l'examen au miroir, paroi latérale pharyngée droite, épaissie, non ulcérée; œdème de l'arythénoïde droit et région sus-glottique droite, sans ulcération visible.

20 mai 1920. — Les troubles de la salivation, augmentent. Il a de la gêne respiratoire permanente, légère avec parfois des accès de suffocation; le gonflement de l'hémi-larynx droit, de l'arythénoïde, du repli aryténo-épiglottique et de la gouttière pharyngo-laryngée droite a bien augmenté. On propose une trachéotomie et radium.

27 mai 1920. — Opération, trachéotomie et laryngo-fissure sous anesthésie locale avec M. le Docteur Colombet (Intercricoe thyrotomie sans incidents sauf une hémorragie de la région crico-thyroïdienne gauche). On tombe sur une tumeur sus-glottique et aryténoïdienne droite, volumineuse, recouverte d'une muqueuse lisse, œdématisée non ulcérée, ni bourgeonnante. Boutonnière à la partie inférieure. On fait de bas en haut un trajet à la sonde cannelée et on introduit un tube de radium (Bérard) de 50 mlg. ($RaBr^2 + 2H$

2O); filtre Pt. et Ag.; pas de caoutchouc; on maintient en place par deux fils métalliques fixés autour du cou.

Un peu de suintement sanguin dans la tranchée.

26 juin 1920. — A pu quitter la clinique il y a six jours, s'alimente beaucoup mieux; meilleur appétit; piqûre de cacodylate tous les deux jours. Brûlure de la peau très diminuée; pas de dysphagie (garde la canule).

Examen local. — Gonflement arythénoïde droit et région sus-glottique qui est rouge et ne paraît pas ulcérée, persistance de gonflement du pharynx à droite.

7 juillet 1920. — Même état, mais cette fois le gonflement laryngé a diminué. A constater une tuméfaction externe juxta laryngo-pharyngée droite. Etat moral du malade déprimé par salivation, crachats et coryza sérieux.

27 juillet 1920. — Etat général meilleur; douleur juxtalaryngée haute et à droite, au niveau d'une tuméfaction ganglionnaire; essai par M. Nogier d'une application de rayons X; début de syncope au bout de quatorze minutes qui oblige de suspendre la séance.

Septembre 1920. — On fait cinq séances de radiothérapie de dix minutes environ chacune. Doses : 14 cm.-1mm5-4 al.-2 al.

6 octobre 1920. — Le médecin traitant du malade écrit à M. le Docteur Sargnon qu'il a des hémorragies continuelles par la bouche et la canule. Qu'il avale difficilement.

28 octobre 1920. — M. le Docteur Sargnon revoit le malade; pas d'amaigrissement, mais ne peut plus prendre que des liquides. A eu des leucorragies abondantes ces derniers quinze jours. En traitement.

OBSERVATION XI

(*Observation inédite due à l'obligeance de M.* Lannois). — *Néoplasme de la base de la langue, avec propagation paroi latérale droite du pharynx et vers le larynx. — Amélioration.*

Brul..., 50 ans, entre à l'hôpital le 15 septembre 1920, pour disphonie et dysphagie.

Aucun antécédent héréditaire. Ethylique, gros fumeur.

Début, il y a six mois, par de la raucité de la voix et par l'apparition d'un ganglion cervical du côté droit. Peu à peu la disphonie augmente, ainsi que les ganglions cervicaux. Le néoplasme fit son apparition il y a trois mois, d'abord peu marqué, elle augmente mais sans douleurs, ni otalgie. Salivation énorme et fétide.

Actuellement la tumeur est volumineuse, irrégulière, sanieuse, occupant la fossette glosso-épiglottique droite qu'elle déborde d'ailleurs en tous sens : en avant vers *la base de la langue qui est infiltrée au toucher*, en arrière vers *le larynx*, à droite vers la paroi latérale du pharynx. La tumeur est dure au toucher et saigne facilement. Le malade a beaucoup maigri.

Les ganglions de la chaîne carotidienne droite sont nombreux, deux d'entre eux sont comme des noix.

20 octobre 1920. — Deux tubes de 65 mlg. ($RaBr^2$ + $2H_2O$ (Nogier) chacun; (130 m. m. grs) au total sont placés par la bouche à la base de la tumeur. Ils ont été logés dans un étui en maillechort d'une épaisseur 5 1/2mm avec pointe en forme de trocar[1], qui a permis la ponction de la tumeur. Ils sont logés 24 heures : 1 tube de 49 mlg. $RaBr^2 + 2H^2O$ est placé de la même manière dans le plus bas des deux gros ganglions carotidiens. Il est laissé de midi à 18 heures. A 18 heures le même tube est placé dans le plus haut ganglion jusqu'à sept heures du lendemain matin, soit (19 heures).

25 octobre 1920. — La réaction a été minime. Température : 38°. La tumeur a nettement diminué et le malade va passer quelques jours chez lui.

OBSERVATION XII

(Observation inédite due à l'obligeance de M. Lannois). — Néoplasme occupant l'orifice supérieur du larynx avec envahissement des deux côtés des parois pharyngées et de la base de la langue. — Amélioration. En traitement.

Pas... Jean entre à l'hôpital le 12 mai 1920, avec un cornage très acentué. Pas d'antécédents. La maladie actuelle a débuté au cours du mois de novembre 1914 alors qu'il était au front. Il sentait à ce moment un peu de dysphagie; le pain, la viande avaient de la peine à descendre dit-il. Il se rendit à la visite, on trouva de la rougeur de la gorge. Aucune douleur. Cette gène de déglutition disparut vite et le malade retrouva son état normal.

En 1917. — Au mois de mai retour des mêmes symptômes qui là ecore, ne durèrent que quelques jours.

En juillet 1919. — Réapparition d'une dysphagie qui augmente rapidement, à tel point qu'en mars 1920, il était réduit à ne prendre qu'une alimentation liquide. En même temps les forces diminuèrent et le malade se mit à maigrir de 10 kilogs. L'expectoration était abondante et fétide. Les douleurs de la déglutition réapparurent vers avril 1920 et le malade signale depuis ce moment du sang dans ses crachats.

Le cornage et la dypnée n'apparurent cependant que vers mai 1920; ganglions carotidiens droits depuis avril 1920.

12 mai 1920. — A l'entrée le malade est cyanosé, dyspnéique. L'examen local révèle une tumeur énorme, occupant tout l'orifice supérieur du larynx qu'elle obstrue presque complètement. Cette tumeur d'ailleurs, n'est pas localisée au larynx et envahit de chaque côté, la région pharyngienne et la base de la langue.

13 mai 1920. — Trachéotomie.

26 mai 1920. — Etat stationnaire.

14 juin 1920. — Application de radium. Anesthésie locale de la région hyoïdienne. Incision transversale au niveau de l'os hyoïde. Découverte de l'inter[illegible] musculaire médian. Section transversale de la membrane thyro-hyoïdienne. Découverte de l'espace décollable situé entre l'épiglotte et la base de la langue. On sent du doigt les bourgeons mous du cancer.

On place trois tubes de radium. Un de 48 mlg ($RaBr^2$+ $2H^2O$ (Nogier) et un de 30 mlg. ($RaBr^2+2H^2O$ (Nogier) dans la base de la langue. Un troisième tube de 30 m. m. g. est encore placé. Total : 108 mlg. de $RaBr^2+2H^2O$.

15 juin 1920. — On les enlève après 22 heures 30'.

17 juillet 1920. — Séance de radiothérapie.

20 juillet 1920. — A l'examen de la base de la langue, on trouve encore des sphacèles. Gros ganglion sous-maxillaire (comme une noix) à droite. A gauche, ganglion sous-maxillaire bien plus petit.

Douleurs dans oreille droite : rien à l'examen.

20 septembre 1920. — Rougeur érysipélateuse de la moitié gauche du cou; le malade est envoyé à la Croix-Rousse, dans le service des érysipèles; frissons; température : 40°.

RÉSULTATS

Obs. I. — Radiumthérapie le 22 novembre 1919. — Quantité : 48 mlg. $RaBr^2 + 2H_2O$. — Durée : 24 heures. — Intensité : 48 × 24 = 11.52. — Amélioration. Le malade refuse de rester à l'hôpital; vu son état, meurt d'inanition le 24 décembre 1919.

Obs. II. — Radiumthérapie le 5 mars 1920. — Quantité : 60 mlg. $RaBr^2 + 2H_2O$. — Durée : 24 heures. — Intensité : 60 × 24 = 14.40. — Amélioration très satisfaisante le 15 mars 1920. — Radiothérapie.

Obs. III. — Radiumthérapie le 9 mai 1919. — Quantité : 65 mlg. $RaBr^2 + 2H_2O$. — Durée : 12 heures. — Intensité : 65 × 12 = 780. — Guérison apparente. Radiothérapie.

Radiumthérapie le 19 novembre 1919 (2e application). — Quantijé : 51 mlg. $RaBr^2 + 2H_2O$. — Durée : 12 heures. — Intensité : 51 × 12 = 612. — Guérison pereistant décembre 1919.

Obs. IV. — Radiumthérapie le 20 mai 1914 de 60 mlg. $RaBr^2 + 2H_2O$. — Durée : 24 heures. — Intensité : 50 × 24 = 12.00. — Guérison apparente. Mort par cachexie le 15 janvier 1915.

Obs. V. — Radiumthérapie le 10 septembre 1919. — Quantité : 160 mlg. $RaBr^2+2H_2O$. — Durée : 21 heures. — Intensité : 160 × 21 = 33.60. — Guérison apparente. — Radiumthérapie le 22 mars 1920. — Quantité : 164 mlg. $RaBr^2+2H_2O$. — Durée : 24 heures. — Intensité : 39.36. — Radiothérapie. Guérison le 1er avril 1920.

Obs. VI. — Radiumthérapie le 30 septembre 1919. — Quantité : 98 mlg. $RaBr^2+2H_2O$. — Durée : 36 heures. — Intensité : 98 × 36 = 35.28. — Grande amélioration. Radiothérapie (cette application a été faite dans un ganglion du cou). Radiumthérapie (2e application) le 1er octobre 1919 dans la base de la langue. — Quantité : 98 mlg. $RaBr^2+2H_2O$. — Durée : 24 heures. — Intensité : 98 × 24 = 23.52. Amélioration passagère. — Mort le 24 novembre 1919, par hémorragie.

Obs. VII. — Radiumthérapie le 5 juillet 1919. — Quantité : 150 mlg. $RaBr^2+2H_2O$. — Durée : 24 heures. — Intensité : 150 × 24 = 36.00. — Amélioration. Radiothérapie.

Radiumthérapie le 5 août 1919. — Quantité : 150 mlg. $RaBr^2+2H_2O$. — Durée : 24 heures. — Intensité : 150 × 24 = 36.00. — Amélioration. Mort en décembre 1919, de cachexie.

Obs. VIII. — Radiumthérapie le 18 novembre 1919. — Quantité : 50 mlg. $RaBr^2+2H_2O$. — Durée : 24 heures. — Intensité : 50 × 24 = 12.00. Amélioration. — Radiumthérapie (2e application) le 5 février 1920. — Quantité : 100 mlg. $RaBr^2+2H_2O$. — Durée : 24 heures. — Intensité : 24 × 100 = 24.00. — Guérison (12 mars 1920).

Obs. IX. — Radiumthérapie février 1920. — Quantité : 50 mlg. $RaBr^2+2H_2O$. — Durée : 24 heures. — Intensité : 50 × 24 = 12.00. — Radiothérapie. Amélioration.

Radiumthérapie le 29 juin 1920. — Quantité : 50 mlg $RaBr^2+2H_2O$. — Durée : 24 heures. — Intensité : 50 × 24 = 12.00. — Amélioration nouvelle.

Radiumthérapie le 9 septembre 1920. — Quantité : 50 mlg.

$RaBr^2 + 2H_2O$. — Durée : 24 heures. — Intensité : 50 × 24 = 12.00. — Guérison notable en octobre 1920.

Obs. X. — Radiumthérapie le 27 mai 1920. — Quantité : 50 mlg. $RaBr^2 + 2H_2O$. — Durée : 24 heures. — Intensité : 50 × 24 = 12.00. — Radiothérapie. Amélioration le 28 octobre 1920. En traitement.

Obs. XI. — Radiumthérapie le 20 octobre 1920. — Quantité : 130 mlg. $RaBr^2 + 2H_2O$. — Durée : 24 heures. — Intensité : 130 × 24 = 31.20 dans la tumeur. Un tube de 9 mlg. $RaBr^2 + 2H_2O$, laissé six heures, est placé aussi dans un ganglion du cou; ce même tube est remis ensuite dans un autre ganglion et laissé 19 heures.

Amélioration et sortie de lhôpital le 19 octobre 1920.

Obs. XII. — Radiumthérapie le 14 juin 1920. — Quantité : 108 mlg. $RaBr^2 + 2H_2O$. — Durée : 22 heures. — Intensité : 108 × 22 = 23.76. Radiothérapie. — Grande amélioration le 20 septembre 1920.

EN RESUME SUR 12 OBSERVATIONS :

4 guérisons datant de *8 à 10 mois*, malades en bonne santé ou en traitement (obs. III, V, IX). — Un de mort (obs. IV).

4 améliorations datant de *4 à 7 mois* : amélioration persistante (obs. : VIII, obs. : X, obs. : XII); sujet décédé (obs. VII).

2 *améliorations d'un mois* seulement (obs. : I; obs. : VI).

2 *guérisons à leur dernière visite* et *malades perdus de vue* (obs. : II, XI).

CONCLUSIONS

I. — Les résultats immédiats des applications de radium dans les tumeurs du pharynx moyen (amygdales, piliers, voile du palais, luette, base de la langue, parois pharyngées) sont très favorables dans la grande majorité des cas.

II. — Il en est de même pour les tumeurs de l'hypopharynx.

III. — Les applications de radium peuvent, dans toutes ces affections, donner des résultats définitifs autant qu'on puisse parler de guérisons dans les affections susceptibles de récidives à échéance plus ou moins longue.

IV. — Les tumeurs appartenant à la série des sarcomes peuvent guérir d'une façon complète sous l'influence du radium.

Les épithéliomas, qu'ils soient baso ou spino-cellulaires, donnent des résultats moins favorables, mais on peut affirmer que dans la très grande majorité des cas ils sont susceptibles d'améliorations plus ou moins complètes, mais toujours appréciables pour le malade. Dans ces cas, la radiumthérapie demeure un remarquable moyen palliatif.

V. — Il est difficile de résoudre encore la question de savoir si l'application de radium favorise la propagation aux ganglions du voisinage.

Les métastases ne paraissent pas plus fréquentes après la radiumthérapie.

VI. — Il sera souvent très utile d'associer la radiothérapie à la radiumthérapie dans tous les cas où il existe des ganglions secondaires.

VII. — La radiumthérapie est une méthode encore à l'étude dont la technique peut s'améliorer (doses massives ? Emanation ? etc.) et fournir de meilleurs résultats.

INDEX BIBLIOGRAPHIQUE

RADIUM ET RADIUMTHÉRAPIE

ABBE. — Radium et tumeurs (*Soc. prat. New-York*, 2 avril 1905).

BARCAT. — Précis de radiumthérapie, 1912.

BAYET. — Effets thérapeutiques du radium. *Presse méd.* 1908, page 589.

BAYET. — Limitation actuelle de la radiumthérapie (*Journ. de radiol.*, 1914, p. 195).

BECLÈRE. — Radiumthérapie en général (*Soc. Méd. Hôp. de Paris*, 1904).

BERGONIÉ. — Radium au point de vue médical (*Arch. élect. méd.*, février et mars, 1904).

BERGONIÉ ET TRIBONDEAU. — Action des rayons X sur divers organes (C. R. *Soc. biol.*, 1904, 1905, 1907, 1908).

BEURMANN, WICKAM ET DEGRAIS. — Radiumthérapie et tumeurs malignes (*Presse médicale*, 1908, p. 726).

BOUCHARD, CURIE ET BALTHAZARD. — Action physiologique de l'émanation du radium (C. R. *Ac. Sc.*, 1904).

BRANLY. — Le radium (*Mois litt. et pitt.*, avril 1904)

CARNOT ET GUILLAUME. — Mésothorium en thérapeutique (*Pres. Méd.*, novembre 1919).

CESBRON. — Radiumthérapie en Angleterre (*Presse Méd.*, novembre 1919).

CONDAMIN ET NOGIER. — La radiumthérapie en gynécologie (*Lyon Médical*, n°s 3 et 8, 1918).

CURIE. — Leçons sur le radium, professées à la Sorbonne, 2 vol., 1911.

DANLOS. — Sur l'emploi des rayons du radium contre certaines affections cutanées. *Ann. de Derm.*, juillet 1902.

DARIER. — Propriétés thérapeutiques du radium. C. R. *Ac. Médec.*, 16 février 1904.

DELBET. — Le cancer et les états précanc[illegible] L. *Concours Médical*, 14 septembre 1919.

DELBET ET HERRENSCHMIDT. — Action du radium sur les cancers épithéliaux. *Bull. de la Soc. Franç. pour l'Etude du cancer*, 1909, 1910.

DOMINICI. — Sur la technique et les résultats de la radiumthérapie. *Le Journal Méd. Français*,, 15 juin 1910.

DOMINICI ET BARCAT. — Action du radium sur les tumeurs malignes. *Presse Méd.*, 1908.

DOMINICI ET RUBENS-DUVAL. — Epithéliomas et radium. *La Sem. Méd.*, 4 août 1905.

FOVEAU DE COURMELLES. — Epithéliomas cutanés et radium. *Presse Méd.*, 1905. Applications médicales du radium, Paris, 1905.

KIRMISSON. — Métastases et radium. Bull. de l'Ac. de Méd., séance 4 juillet 1916.

LANCIEN. — Le radium; sa genèse, ses propriétés et ses emplois.

LANCIEN. — Radiumthérapie und radiothérapie. *Das. Rezept*, 1908.

LE BON (Dr Gustave). — Evolution de la matière.

MARTON. — Treatment by Roentgen and Radium Rays. *Britisch Med. Journal*, 1904, t. I, p. 941.

MUGUET. — La radio-activité et les principaux corps radioactifs. Applications médicales, scientifiques et industrielles, 1917.

NOGIER. — Traitement par le radium, d'un épithélioma du nez, chez un vieillard de 80 ans. Guérison. *Lyon Médical*, 1914.

NOGIER. — Du dosage en radiumthérapie. *Lyon Méd.*, n° 5 mai 1918.

OUDIN ET ZIMMERN. — Radiothérapie, roentgenthérapie, radiumthérapie, photothérapie. *Bibl. de Thérapeutique*, 1913.

Le Radium, la radio-activité, les radiations et les sciences qui s'y rattachent. Publication; 1904 à 1911.

REGAUD. — Action des rayons X sur différents organes. *A. F. A. S.*, Clermont 1908; *Lyon Méd.*, 1er mars 1908; *Soc. Biol.*, 10 novembre 1906.

REGAUD ET NOGIER. — Action des rayons X sur le testicule, C. R. *Soc. Biol.*, 1907 et 1908.

REGAUD ET NOGIER. — Histoire clinique, histologique et radiologique d'un myxosarcome traité par les rayons X. *Journal de Radiologie et d'Electrologie*, 1913.

REHNS ET VILA. — Radium et médecine. *Presse Méd.*, 1905, p. 182.

RIZATTI. — Dal pietra filosofale al radio, 1904.

RUTHERFORD. — La désintégration de la molécule de radium. *Philosophical Magazine*.

SCHOLTZ. — Uber die physiologische Wirküng der Radiumstralhen und ihre therapeutische Vervendung. *Deutsche Méd. Wochns*, 1914.

F. PASSMORE-BERENS. — Cancer primitif de la trachée. *Assoc. Amér.*

SODDY. — Te origin of radium. *Nat.*, 1907.

TUFFIER. — Rayons, Fulguration, radium. *Deuxième Congr. de Chir.*, Bruxelles, 1910.

L. WICKHAM ET P. DEGRAIS. — Radiumthérapie, 1912.

L. WICKHAM ET P. DEGRAIS. — Le radium, son emploi dans le traitement du cancer, etc. *Les Actualités Médicales*, 1913.

Pour les autres travaux de MM. WICKHAM ET DEGRAIS, consulter leur index bibliographique placé en tête de leur traité sur la radiumthérapie, 1912.

BRYSON-DELAVAN. — Le radium dans le traitement des voies aériennes supérieures. *Assoc. amér. de Laryng.*, in Revue de Laryngologie, 15 juin 1918.

BÜRGER. — L'importance au point de vue diagnostique et thérapeutique des rayons X et du radium dans la laryngologie et de la rhinologie. 1er *Congrès Intern. de L. et R.*, Vienne, avril 1908.

BROECKAERT. — Le radium en O. R. L. *Soc. belge d'O. R. L.* Bruxelles 1910

BROECKAERT. — Quelques interventions pour tumeurs de la trachée. *Le Larynx*, 1913, n° 2.

DURAND. — *Lyon Médical*, 10 septembre 1920. La radiumthérapie en général.

LANNOIS ET SARGNON. — *Lyon Médical*, 10 octobre 1920. Radiumthérapie en oto-rhino-laryngologie, 1920.

LANNOIS ET SARGNON, Mme MOUTET. — *Bulletin de l'Académie de Médecine* : séance du 13 mai 1919. Radiumthérapie des tumeurs en oto-rhino-laryngologie.

RADIUMTHÉRAPIE EN OTO-RHINO-LARYNGOLOGIE

(Tumeurs du pharynx)

BECLÈRE ET VIOLLET. — Un cas de carcinome du larynx, traité avec succès par les rayons de Roentgen. *Soc. Franç. de Laryngologie*, 1904, t. II, p. 106).

BOTEY. — Le radium en oto-rhino-laryngologie. *Ann. des maladies des oreilles*, août 1906, n° 8.

BOTEY. — Emploi du radium dans le cancer des voies aériennes supérieures. *Revue esp. de Médec. et Chirurgie*, décembre 1918.

BROECKAERT. — Le radium en oto-rhino-laryngologie. *Société belge d'O.-R.-L.*, Bruxelles, 1910.

BÜRGER. — Importance au point de vue diagnostique et thérapeutique de rayons X et du radium en rhinologie et laryngologie. *Annal. in Arch. de Chauveau*, juin-juillet 1908.

CANALEJO. — El radio en la therap, laryngol. *Siglo medico*, avril 1908.

CANALEJO. — Le radium en oto-rhino-laryngologie.

CASTEX. — Le radium dans les tumeurs malignes des premières voies respiratoires. *Presse médicale*, 26 novembre 1919.

CHESNEY. — Use of thionin and radium in some diseases of pharynx and larynx. *New-York Med. Journ.*, septembre 1909.

Claoué. — Epithélioma intranasal traité par exérèse chirurgicale et application du radium. *Gazette hebdomad.*, 11 janvier 1920.

Delavan. — Effets de la radio-activité sur les fibromes naso-pharyngiens. *Revue de Moure*, n° 2, 1916.

Bryson-Delavan. — Progrès de l'usage du radium en laryngologie. *Améric. Laryng. Assoc.*, Congrès annuel 1916).

Bryson-Delavan. — Le radium dans le traitement des voies aériennes supérieures. *Ass. amer. de Laryng. In Revue de Laryngol.*, 15 juin 1918.

Ferreri. — Le radium dans la thérapeutique laryngologique. *XI° Congrès de la Soc. Ital. de Laryng.*, Rome, octobre 1907.

Ferreri. — Discussion sur la radiumthérapie. *Archives it. de Lar.*, novembre-décembre 1908.

Font de Boter. — Possibilité de régression des tumeurs malignes sous l'influence des radiation rétro-pénétrantes du radium.*Revue barcelonnaise d'O.-R.-L.*, mars 1909, *Annal. in Arch. de Chauveau*, 1909.

Freudenthal. — Traitement par le radium des tumeurs malignes des voies aériennes supérieures. *Arch. Int. de Laryng.*, juillet-août 1911.

Freudenthal. — Second rapport on the therapeutic value of radium in malignant tumours of the upper air tract. *Journ. of. Lar.*, novembre 1913.

Gradenigo. — Sul azione terapeutica dei raggi Roentgen e del radium nell'iffezzion della prima vie aere. *Arch. ital. di otologia*, t. III, 1908.

Hill. — The treatment of inoperables grows of the nose and throat by radium. *Journ. of. Laryng.*, octobre 1914.

Holzer-Mygind. — Un cas d'épithélioma du naso-pharynx traité par le radium. *Soc. danoise d'O.-R.-L.*, 5 février 1913. *An in arch. de Chauveau*, 1913.

Jacob. — Propagation intracrânienne particulière aux sarcomes de la paroi latérale du naso-pharynx. Mémoire en cours.

Kubo. — Traitement par le radium en oto-rhino-laryngologie. Réunion annuelle de la *Soc. Japonaise*, 3-4 avril 1913.

Kofler. — La radiumthérapie à la clinique oto-rhino-laryngologique de Vienne jusqu'à la fin de 1912. *Monatschr. für Ohrenheilkunde*, 1913. *Heft II. An in Arch. de Chauveau, mars-avril* 1913.

Ouston. — Radium dans les maladies du nez et de la gorge. *Journ. de Laryng.*, octobre 1911. *Anal. in Arch. de Chauveau*, novembre-décembre 1912.

Rethi. — Le radium en laryngo-rhinologie. *Revue hebd. d'O.-R.-L.*, n° 6.

Walker-Downe. — Un cas d'épithélioma du naso-pharynx traité par le radium. *Soc. Médic. Chirurg. de Glasgow*, 7 mai 1909. *An in Arch. de Chauveau*, 1er juin 1909.

www.ingramcontent.com/pod-product-compliance
Lightning Source LLC
LaVergne TN
LVHW050625060726
842527LV00004B/1201

* 9 7 8 2 3 2 9 0 6 8 8 0 0 *